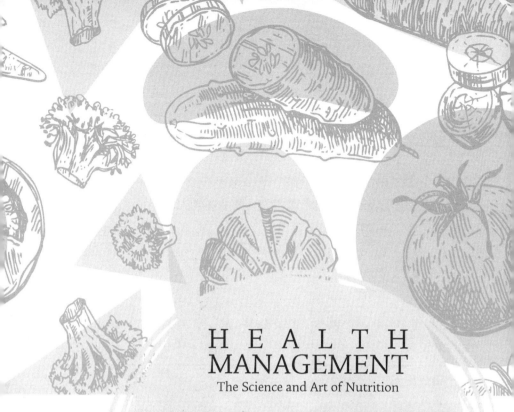

HEALTH
MANAGEMENT
The Science and Art of Nutrition

健康管理
营养的科学与艺术

侯　欢　沈爱群　张夏竹　◎著

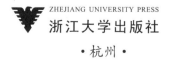

ZHEJIANG UNIVERSITY PRESS
浙江大学出版社
·杭州·

图书在版编目（CIP）数据

健康管理：营养的科学与艺术 / 侯欢，沈爱群，张
夏竹著. -- 杭州：浙江大学出版社，2024. 7. -- ISBN
978-7-308-25234-8

Ⅰ. R19

中国国家版本馆 CIP 数据核字第 20243EV834 号

健康管理:营养的科学与艺术

侯　欢　沈爱群　张夏竹　著

责任编辑	金　蕾
责任校对	蔡晓欢
封面设计	春天书装
出版发行	浙江大学出版社
	（杭州市天目山路 148 号　邮政编码 310007）
	（网址：http://www.zjupress.com）
排　　版	杭州晨特广告有限公司
印　　刷	杭州宏雅印刷有限公司
开　　本	880mm×1230mm　1/32
印　　张	4.75
字　　数	92 千
版 印 次	2024 年 7 月第 1 版　2024 年 7 月第 1 次印刷
书　　号	ISBN 978-7-308-25234-8
定　　价	49.80 元

序 1

健康管理与中医养生之道的关系

周超凡

很高兴看到山屿海集团组织编写的这本书面世。因为它来自一线实践，讲的是时下较为流行的健康管理，属大健康的范畴，比起晦涩难懂的理论文章，它很接地气，所以更显难得。

这本书，大部分讲的是老年朋友在生活实践中容易遇到的一些误区，澄清了一些观点，实践性很强，很有指导意义。这与中医注重的临床实践殊途同归，有异曲同工之妙。

健康管理是现代名词，而养生、康养都是中医的特有名词，它们之间有什么关系呢？简单来说，健康的人进行健康管理，叫养生，而对有病的人来说，就叫康复；对于有小毛病又处于亚健康状态的人来说，是康养。

养生也好，康养也罢，都要讲究正确的指导思想和原则。我们的老祖宗从汉朝到清朝，慢慢将中医的治疗思想、治疗原则、治疗方法系统化，用来防病、治病、养生、康复。

中医学不是单纯的科学，它包括了自然科学、人文科学、生命科学、哲学等内容。中医和西医各有侧重点。临床医学上，现在不少医者采用中西医结合疗法，是有好处的，至少这样会更全面。

从中医养生"治未病"、防患于未然的指导思想来看，这样的方向是对的。很多毛病，特别是一些小毛病，是"吃"出来的，即是由不健康的生活方式造成的。从这种意义上来说，山屿海集团组织编写这本书的举动，可谓好事。

中医养生，是结合生活实际，从生活方式上来讲的。它与人的日常生活息息相关，比如饮食、环境、气候、季节等。饮食有节，是讲究节制；起居有常，是要有规律；不妄作劳，就是劳逸结合……这些都是从日常生活中总结而来的养生之道。

中医讲究二十四节气养生，就是根据二十四节气的变化，适应变化、适应环境而作出调整，从而调节饮食、调节作息。

譬如，在饮食方面：春天，要吃韭菜，韭菜炒豆芽是生发的意思；夏天，要吃西瓜，西瓜是天生的"百虎汤"——清凉解暑；秋天，要吃梨、百合，润肺去燥；冬天，要吃羊肉、萝卜，秋收冬藏，羊肉是滋补的，萝卜可以去燥、去腥味。这些，都是根据二十四节气做出的饮食方面的调整。

养生，要遵循科学。

譬如，经常有喜欢喝咖啡的人问我：老年朋友到底是喝咖啡好还是喝茶好？我给出的建议是，还得以茶为主，且以淡茶为宜。太浓的茶，不仅会影响晚上的睡眠，而且会导致心率加快。

长期喝浓茶的人，饮食若过于清淡，长期不吃红肉，容易贫血。为什么会这样？因为茶叶里有鞣酸，很容易跟人体内的铁结合，生成鞣酸铁，使铁一起代谢出体外。所以说，如果老喝浓茶，又不吃红肉的话，体内的铁质就会流失，铁含量就不够了，会造成缺铁性贫血，甚至影响正常的免疫功能。

所以，从中医的角度，一是建议不喝浓茶，二是建议要吃红肉。平时，我们喝淡茶，然后吃牛羊肉、猪肉等来补充血红蛋白，都是有益于健康的。

有句话说得好，我们要做健康的主人，不是健康的奴隶。

"三高"，在老年朋友中是较为普遍的现象。

比如，血糖（糖化血红蛋白）的正常值不宜超过6.1mmol/L。假如老年人到70岁了，其血糖指标若是7mmol/L，那么要不要用药呢？我们主张暂时不必用药。应先调整饮食，增加运动，注意劳逸结合。很多降糖药有较多的毒副作用，比如说会导致肝脏损伤、肌肉疼痛、横纹肌溶解性便秘、血糖波动等。这些副作用一旦出现，也会妨碍健康。所以，70岁以上的老年人的血糖指标在7mmol/L的范围内时，还是先不吃降糖药；如果调整饮食、运动之后仍然无效，血糖指标超过7mmol/L了，那还是得用药。

我的意思是，老年人的指标，应该按照老年人的实际情况来定，不要求达到年轻人的标准，否则要求就有点高。像血糖这样的指标，老年人可以不和年轻人执行同一标准，老年人的实际指标比正常值稍微高一点，是允许的。

我已经87岁了，对老年朋友的许多体验都感同身受。健康管理中有一条，就是鼓励大家平时多喝水。关于科学补水，我觉得也有必要跟大家谈一谈。

具体来说，平时得多喝水，一天可喝1600~2000mL；至于是白天还是夜晚补充水分，还得因人而异，不必千篇一律。如果老年朋友的睡眠比较浅，晚上起夜1次就会影响睡眠，建议还是白天多喝水为好；如果睡眠质量比较好，起夜也不影响再次入睡，可以考虑在睡前喝水200~300mL。

以夜晚补水为例。我们鼓励60岁以上的老年人每天临睡前喝一杯水（200~300mL），防止水分缺失。这是因为晚上睡觉时，皮肤微汗、呼吸，都需要水分；加上小便1~2次，一个晚上需要排水400~500mL。如果不补充水分，就容易引起血液黏稠。

你看，看不见的汗是100~150mL，睡眠8小时左右后通过呼吸需要100mL左右的水分，夜里再小便1~2次，加起来就是大约500mL了。

甚至，夜里醒来，老年人还可以适当补水，不然，血液就会浓稠。

为什么现在的老年人发生心肌梗死、脑梗的这么多呢？血液黏稠，是其中的一个因素。

人,不吃东西可以活7天,不喝水的话连3天都活不到。所以,喝水比吃饭还重要。人体长期缺水,也是会生病的。

我治疗过一位患者,其是一所大学的老教授。他就不喜欢喝水,因为他觉得在大学上课,如果喝水多了,会老去厕所,不方便上课。结果,他生病了,到医院一查,就是缺水引起的。

最后,讲主食。现代的健康管理,蛮重要的一点是关于主食的。关于主食,我们主张多样化。

世界各国都有自己的主食,以米和面为主的比较多。在我国,除了米、面,还把马铃薯(土豆)也定为主食了。

过去的饮食习惯,是主食占到一半以上。现在的生活质量高了,这个比例就降一点;同时,蔬菜、水果的比例就要加点;蛋白质,如奶、蛋也得增加点。关于蛋白质的摄入量,目前,中国人的饮食中还是偏低的;将来生活条件更好了,应该再增加点,因为蛋白质的摄入,对增强人体的免疫功能来说是非常重要的。特别是新冠疫情经历告诉我们,适当地补充蛋白质是很有必要的,一天一个鸡蛋、一杯奶是最起码的;能再吃些鸡、鸭、鱼肉就更好了。

以上,算是一位耄耋之年的医者心得,零零碎碎的,与老年朋友共勉。

是为序。

　　周超凡，全国名中医。中国中医科学院中医基础理论研究所研究员，毕生致力于将传统中医发扬光大。因为在中医基础理论方面的卓越贡献，他曾连续4届担任全国政协委员，连续30年（6届）担任国家药典委员会委员、执行委员、特别顾问，历任多届国家领导人的保健医师，享受国务院政府特殊津贴。

序 2

营养素补充剂，到底怎么吃？

冯 磊

中国营养学会在 2017 年对 36000 多人进行了调查，结果显示：有 30.50% 的成年居民购买过营养素补充剂产品，54.85% 的人曾经食用过它，老年人的食用率则更高。那么，营养素补充剂到底该不该吃？该怎么吃？山屿海集团组织编写的这本书，很好地回答了这些问题。

本书的写作方法新颖，以问题为中心，从案例入手，把平时生活中容易碰到的一些问题分为三个部分，分别为："这些'吃'的误区，你有吗？""这些现象的背后，跟'吃'都有关""'营养革命'，听听他们的故事"。本书深入浅出、通俗易懂，能有根据地将问题阐述清楚，同时提供解决问题的合理的方法。这本书的内容来自一线实践，因而实践性强，有指导意义。

一般来说，预防和解决营养缺乏问题主要有两个办法。一是膳食营养，把日常膳食的品种和数量搭配好，这是适用于所有人的根本方法；二是适当食用营养素补充剂和营养强化食品，适用于日常饮食不够均衡的人，以及孕妇、乳母、婴幼儿、老年人等特殊人群。当然，对营养素缺乏的个体，使用营养素补充剂的同时更应该采用合理的膳食。

选用营养素补充剂时，要选有针对性的种类和合适的剂量。营养素补充剂不是越多越好，不能随便选择或随意加量，应该在临床营养医师、公共营养师和健康管理师等专业人士的指导下服用。

总而言之，人们应该优先从膳食中充分获取各种营养素，通过合理的膳食搭配，就可以满足身体对营养素的需要。当饮食不能满足营养素的需求时，可根据自身的生理特点和营养需要，选择适当的营养素补充剂。

本书作为大健康领域的一本书，又来自一线实践，开卷有益，也希望注重健康的朋友，能从中得到一些启发。

冯磊，浙江大学营养与食品安全研究所原副所长、浙江大学医学院营养与健康中心原副主任、浙江农林大学旅游与健康学院健康管理系原主任。现任杭州市健康促进协会副理事长、浙江保健协会专家委员会委员、浙江饮料协会专家委员会委员和上海儿童营养研究中心专家委员会委员。

目　录

CHAPTER *1*

这些"吃"的误区，你有吗？

1 多吃保健品，就能确保健康吗？

走进88岁的佘伯伯家里，吃过的保健品包装盒叠起来比成人还高，我们就像走进了保健品王国。

这些保健品，是佘伯伯和老伴张阿姨7年来共同"努力"的结果。

佘伯伯很热心，挨个给我们介绍："这是对心脏有好处的；这个有益于消化系统；这个可减缓大脑衰老、骨关节退化……"

自2016年开始接触保健品以来，佘伯伯老两口购买保健品的积极性高涨，已前后花了20多万元。甚至叠得比成人还高的保健品盒子，因为比较牢固，都被他们用来当作"储物柜"了。

仔细回想，像佘伯伯一样"痴迷"保健品、爱"囤"保健品的，在我们身边也有不少。

在我国，保健品似乎是和"日子过得好了""生活水平提高了"的认知捆绑在一起的。现在的老年朋友基本是从缺吃少喝的年代走过来的。年轻时，他们过的是苦日子，受自然条件所限，能吃饱就很不错了。真正能吃饱并且吃好，已是到了改革开放之后的20世纪80年代。

在我们的印象里，也是从那时候开始，国人心目中有了"营养品"的概念。40年前一款名为"麦乳精"的固体饮料营养品，以炼乳、麦糖、可可粉等为主体，由奶油、蛋粉、维生素、砂糖以及葡萄糖等物质炼成，曾是风靡一时的"奢侈品"。后来，慢慢有了正大青春宝、21金维他等保健品。

从"营养品"到保健品，一个称谓的改变，记录了大家健康理念的改变与进步。

党的二十大报告提出，推进健康中国建设，把保障人民健康放在优先发展的战略位置，完善人民健康促进政策。①

▊ 未来，我国国民健康将达到怎样的水平？

根据《中华人民共和国国民经济和社会发展第十四个五年规划和2035年远景目标纲要》以及《"健康中国2030"规划纲要》，到2030年，我国人均预期寿命将突破79岁，婴儿死亡率、5岁以下儿童死亡率、孕产妇死亡率都将出现大幅度的下降，重大慢病过早死亡率降低，居民健康素养水平显著提高，个人卫生支出占卫生总费用的比重逐渐减少。

▊ 什么是居民健康素养？

在《全民健康素养促进行动规划（2014—2020年）》中，对

---

① 摘自《习近平：高举中国特色社会主义伟大旗帜 为全面建设社会主义现代化国家而团结奋斗——在中国共产党第二十次全国代表大会上的报告》，新华社，2022年10月25日。

"居民健康素养"是这样解释的：个人获取和理解基本健康信息与服务，并运用这些信息和服务做出正确决策，以维护和促进自身健康的能力。世界卫生组织倡导各国大力开展健康素养促进工作，为实现千年发展目标提供保障。我国健康素养从基本健康知识和理念、健康生活方式与行为、基本技能三个维度，提出居民应掌握的基本知识和技能。

具体来说，自 2008 年开始，我国已在全国开展健康素养监测，并逐步建立起连续、稳定的健康素养监测系统。根据 2012 年的监测结果，我国居民基本健康素养水平为 8.80%；2021 年，我国居民健康素养水平达到 25.40%，比 2020 年提高 2.25 个百分点，比 2012 年提高 16.6 个百分点。

怎么理解 25.40% 这一数据呢？简单来说，就是每 100 个人里有 25 个人掌握了基本的健康知识和技能。

从各地相继公布的数据来看，2022 年北京市居民健康素养水平达到 40.5%，居全国首位；上海紧跟其后，居民健康素养水平达到 39.42%，创历史新高，并实现 15 年"连升"；浙江全省居民健康素养水平达 38.36%，其中，杭州居民健康素养水平达 41.99%，位居全国重点城市的前列。

我们之所以不厌其烦地列举了这么多的数据，是想告诉大家一个事实：改革开放 40 多年来，大家的健康意识和对健康的重视，已今非昔比。而在中老年朋友中，正是因为对健康的高度重视，有不少人想着"保健品对健康有好处"，养成了对保健品的"过度依赖"。

就像我们走访的佘伯伯老两口。他俩也是从退休之后开始关注健康和养生的，主要关注哪些对健康有利、哪些会危害健康。随着保健品市场不断推出新产品，他俩就不断跟随。

我们至今记得第一次到佘伯伯家随访的镜头，印象太深刻了。那一次，佘伯伯告诉我们平时他俩吃的保健品共有14种。听到"14"这个数字，饶是我们具有丰富的健康管理的经验，也被吓了一跳。

很明显，佘伯伯老两口在服用保健品方面存在明显的误区。

他俩吃的14种保健品，就是我们通常理解的保健食品。

根据《食品安全国家标准 保健食品》（GB 16740—2014），保健食品是指声称并具有特定保健功能或者以补充维生素、矿物质为目的的食品。其适用于特定人群食用，是具有调节机体功能，不以治疗疾病为目的，并且对人体不产生任何急性、亚急性或慢性危害的食品。

保健食品首先是食品。按照《中华人民共和国食品卫生法》，保健食品必须具备作为食品应有的所有特征：

（1）可供人食用或饮用；
（2）无毒、无害，即各种原料及其产品必须符合食品卫生要求，对人体不产生任何急性、亚急性及慢性危害；
（3）至少包含一种营养素；
（4）具有相应的色、香、味、形等感官性状。

保健食品允许声称的保健功能，主要有增强免疫力功能、辅助降血脂功能、辅助降血糖功能、抗氧化功能、辅助改善记忆功能、缓解视疲劳功能、促进排铅功能、清咽功能等24类。

像佘伯伯及其老伴吃的14种保健食品，按照保健功能，大致可分为5大类：增强免疫力功能、辅助降血脂功能、抗氧化功能、辅助改善记忆功能和辅助改善睡眠功能。很明显，他俩吃的，有不少在功能上是重复的。

保健食品不是药品，并非吃得越多越好。

有时候，他俩也想着这样的"依赖"是不对的。"经常地，我俩相互提醒说，下次不买了吧？"佘伯伯告诉我们，"可人家工作人员一介绍，我俩就绷不住了，最后还是买了。"

显然，市场上的保健食品公司也是摸准了像佘伯伯这样的消费者的心理。针对佘伯伯这样的客户，保健食品公司推出了"套餐"。"听他们一介绍，我们想着：套餐的综合效果比较好吧？"佘伯伯说，"最近，我们又买了冬虫夏草套餐，其价值6万元，两个人能吃一年多。"

我们开玩笑说，佘伯伯是被保健食品给"套"住了。

实际上，佘伯伯对这样的"套餐"也是有疑惑的。他说："中医讲究'对症下药'。保健食品套餐，不管你是什么体质的，对每个人的'指导'都是一样的。这，真的适合每个人吗？"

当然，至少包含1种营养素的某一种保健食品，不会适合所有人、所有的体质。

为了让佘伯伯他俩及早走出误区，我们帮助他们将那14种保健食品做了种类上的划分，并且建议他们调整了服用时间以及剂量。

后续,我们在查看佘伯伯的体检报告时发现,佘伯伯内脏中的脂肪偏高,同时尿酸和血脂部分的项目也是有异常的数值,还伴有高血压。原来,他患有心脏早搏已有多年,一直想做手术,但是医生评估之后认为风险因素较高而建议他暂时别做手术。

我们对他俩做了生活方式的调查。健康的生活方式可以消除因不健康的生活方式导致的疾病,科学精准的膳食管理可以促进身体机能的修复。两者缺一不可,否则,即使补充再多的保健食品,也改变不了根本性问题。

之后,我们又针对佘伯伯及其老伴的具体情况,提出了专属的饮食计划。

半年过后,他俩拿到体检报告后喜笑颜开,第一时间拍下来发微信给我们报喜:原来那些朝上的箭头,全部消失了。

而佘伯伯,也在体检报告出来后顺利做了射频消融手术。困扰他多年的心脏早搏,终于得到解决了。

搬进他家的保健食品,也越来越少了。

佘伯伯健康管理前后的部分指标对比

指标	管理前	3个月后
体重(kg)	56	55.45
总胆固醇(mmol/L)	6.26↑	4.00
高密度脂蛋白(mmol/L)	1.42	1.43
低密度脂蛋白(mmol/L)	3.86↑	2.00
甘油三酯(mmol/L)	1.66	1.31

2 只喝营养素，就能补充全部的营养吗？

性格开朗的吴阿姨是旅游达人。

对于冰雪覆盖的南极洲，吴阿姨说她对那里的企鹅充满向往。"它们走起路来，一步一摇、一步一摆的，可爱极了！"她说，"一想到可以看到帝企鹅、王企鹅、阿德利企鹅、巴布亚企鹅、帽带企鹅、跳岩企鹅、麦哲伦企鹅和马可罗尼企鹅，我就觉得生活的每一天都充满阳光。"

可吴阿姨说她也曾有过情绪低落的时候。2021年，她生命中最重要的母亲去世后，71岁的吴阿姨觉得世界坍塌了，一度精神萎靡、茶饭不思，每天就在家里傻傻地坐着，对啥都不感兴趣。

朋友们知道后，邀请她去西藏游玩，劝说她可以在"离天最近的地方"把情绪宣泄出来，表达对母亲的思念。

吴阿姨同意了。

她又想起母亲临走前拉着她的手说："我给你留了一点钱。你就把它用在自己身上，用在健康上面。记住，只有健康才是自己的。"

她去做了一次体检，发现血脂指标处于临界状态，就找到我们进行健康管理。

可不巧的是，就在健康管理开始后几天，吴阿姨突然告诉我们她要去西藏旅游13天，要不要暂时"中断"健康管理？

藏族人民的食物以牛羊肉和奶制品为主。在牧区，人们一般不食蔬菜，饮食单调。从单一的饮食结构来说，牧区乃至整个西藏都属高脂肪、高蛋白饮食区。针对她的身体状况，我们评估后建议她：暂时不要中断，路途中有什么情况及时和我们联系。

就这样，吴阿姨带着营养素踏上了前往世界屋脊的旅途。同去的老伴表示怀疑，一路不停地问她："到底行不行？感觉还好吗？"就连和她一起去的那帮老朋友也都笑话她："人是铁，饭是钢。一粒米、一根面不吃，你到底傻不傻？"

"我这人就有那么一股子劲儿，往好里说是'坚持'，在有的人看来就是傻劲。"吴阿姨告诉我们，"虽说自己内心也有点担心，但我一直坚持着。在西藏的每一天，我都是这么过来了，所有该去的旅游点，我全部都去了，一个也没有落下。"

营养素真的"神"吗？

营养素，其全称为"膳食营养补充剂"。顾名思义，它是日常膳食的一种辅助手段，用来补充人体所需的氨基酸、维生素、矿物质等。它所用的原料主要取自天然物种，也有通过化学或生物技术生产的安全可靠的物质，比如动植物提取物、维生素、矿物质、氨基酸等。

也许有的人要问了:营养素若真的那么"神",是否完全可以替代正常的一日三餐的饮食?

答案视具体情况而定。如果有人真的因为身体原因或者像吴阿姨这样外出旅游,环境因素导致一日三餐都吃不了,是可以通过全营养素的补充来获得能量和微量营养素的,以此弥补营养的不足。如果有条件按时吃好一日三餐,建议将营养素作为辅助搭配。只有和科学饮食搭配着来,外加积极锻炼身体,才是最健康的生活方式。

> 老年朋友,如果平时不注意科学饮食、合理膳食,很有可能带来营养缺乏的问题。一般来说,解决营养缺乏主要有两个办法:一是平衡膳食,二是补充营养素和营养强化食品。
>
> 平衡膳食这一招,适用于所有人,就是遵照《中国居民膳食指南(2022)》的建议,把日常饮食的品种和数量搭配好。

食用营养素和营养强化食品,适用于日常饮食不够均衡的人,以及以下三类人群:

(1)孕妇、乳母、婴幼儿、老年人等对某些营养素需求较高的特殊人群;

(2)低日照、高强度运动和体力劳动者;

(3)在高温、低温、高原等特殊环境生活或具有特定职业的人群。

总之，营养素不是"万能药"，而只是解决营养问题的有效手段之一。对某些无法坚持平衡饮食或有特殊营养需求的人群来说，营养素是必要的，也是有益的。

接下来，还是听听吴阿姨的故事。

"我比较喜欢一句话——每个人是自己健康的第一责任人。"吴阿姨说，"现在，大家的生活水平都比较好了，也比较讲究生活质量。做自己健康的把关人、守门员，就是在我们还健康的时候，尽可能延长健康的状态。"

就吴阿姨的意思，我们用句俗语来说就是"防患于未然"。

首先是把好饮食关。所谓病从口入，并非单指吃得不卫生、不干净而导致生病了。从现代营养学的角度，我们更愿意把它理解为：吃得不健康。

如何吃得健康又有营养？

与婴幼儿、儿童和孕产妇不同，老年朋友经常伴有高血糖、高血脂、高血压、高尿酸血症、骨质疏松等代谢性问题。无论是日常膳食，还是营养素补充剂，都要充分考虑"吃得健康又有营养"。

还是以吴阿姨为例，看看他们老两口是如何进行科学饮食的。

"除了服用营养素，我们平时基本不吃油炸物，多吃杂粮、高蛋白的鱼肉，并且多吃各种各样的叶菜。"吴阿姨说，"在杂粮方面，我们现在多吃土豆、山药、芋头、番薯、南瓜、玉米之类的。我家老头子原来比较胖，血压也高，现在吃得健康后，慢慢就瘦下来了，血压也降下来了。"

接下来是把好锻炼关。俗语说得好："管住嘴，迈开腿。"吴阿姨的经验，是早起跳操锻炼。"跳操半小时至一小时，动起来，出身汗，百病'静、消、夭'。每周，我还会练习2次瑜伽。"她说，"尽管年纪大起来了，但身材管理也是蛮重要的。"

在吴阿姨看来，健康的生活方式，还包括兴趣、爱好。"自己感兴趣的，就是适合自己的。我在老年大学上了唱歌班、书法班、瑜伽班，平时自己在家画中国画、写毛笔字。总之，就是让自己的退休生活变得丰富多彩。最近，我还练起了钢琴。"

3 剧烈运动,就能保持健康吗?

中午 12 时,75 岁的秦叔叔出现在游泳馆,1 周 5 次,雷打不动,风雨无阻。

每次,秦叔叔大概游个把小时,游 850~1000 米。"我是练蛙泳、自由泳两种姿势。蛙泳大概游 600 米,然后是自由泳。"他说,"时间上我也不赶,游 50 米或者 100 米停下来,休息一下,然后再游。"

从小,秦叔叔就喜欢运动。中学时,他曾是学校排球队的二传手。"可别小看这个位置。二传手可以说是排球中的组织者,不仅要将球传到本方进攻最拿手的位置,还要有清醒的头脑,不时组织一些出其不意的进攻。"秦叔叔告诉我们。

喜欢运动的他,年轻时还擅长田径、跳高。"喜欢运动的人,哪天不动、不出身汗,就觉得不舒服。"他说,"不过,运动得讲究科学。随着年纪大起来,力量型、跳跃型的运动渐渐不适合我了。想来想去,可能游泳比较适合我。"

秦叔叔选择游泳这种锻炼方式也是有原因的。"高中时我就学会了游泳，现在只不过是将其捡起来，很方便。"他说，"游泳，是一种很适合中老年朋友的有氧运动，可以让肌肉处于有氧状态、不退化。年纪大了，健康可是第一位的。"

2017年至今，秦叔叔保持了这样的锻炼节奏，不仅全身肌肉匀称，还收获了意想不到的效果："顽疾"腰疼消失了。

腰疼，是困扰了秦叔叔几十年的老毛病。他是老杭州人，1969年作为知青下乡到桐庐农村，1975年才回到杭州。在桐庐的6年时间里，他作为壮劳力，肩扛手挑，腰部落下了毛病。"腰疼得厉害时，我根本站都站不起来。"他说，"没想到游泳倒'治'好了这个毛病。真是无心插柳柳成荫！"

他还告诉我们他自己观察到的一个现象：和他们一起游的，还有一个90多岁的老年人，精干巴瘦的，每天来游；因为其年岁大了，运动量比秦叔叔他们还要少一些。"但是他能坚持，这点很了不起，值得我们学习。"秦叔叔说，"我们都叫他'老大哥'，他游自由泳。从他身上，我们都看到了游泳的好处和坚持的力量。"

秦叔叔一直强调，随着年岁增长，锻炼身体也要适量，在力所能及的范围内做到适可而止。

他的观点是正确的。所谓的"适量"，就是根据自身的情况，保持适当的运动强度和运动量。人到老年，运动时千万不要逞强。运动"逞强"了，超过了合适的"度"，身体反而会"拉响警报"，得不偿失。

许多人都知道"有氧运动"对身体有好处。但究竟什么是"有氧运动"，很多人却说不清楚。有的人甚至认为，"有氧运动"就是在氧气充足的环境里运动。其实不然。"有氧运动"的衡量标准是心率。判断运动是否达到中等强度，主要可以通过心率（次/分）来判断。正常成人的心率保持在最大心率的60%~80%，最大心率可以通过公式（220-年龄）来推算。例如，秦叔叔今年75岁，那么他的最大心率可以推算为220-75=145次/分，当他运动时的心率达到87~116次/分，即145×（60%~80%）次/分时，可以判断为达到中等强度运动，因为此时的血液可以供给心肌足够的氧气。

"有氧运动"如何把握一个"度"？大家不妨也参照运动时保持"有氧"的一个状态：身体微微出汗，不可大汗淋漓。运动后都会产生疲劳，我们还可以观察：运动产生的疲劳是否能在第二天得到消除——如果第二天即能恢复，这属于正常现象；如果疲劳在第二天不能得到消除，就说明运动有点过量了，已超出"有氧运动"的范围，得适当调整一下。

根据老年朋友的生理特点，我们认为健步走、健步跑（慢跑）、太极拳、保健操、广场舞以及乒乓球、门球、保龄球等有氧运动，都是比较适合的。

有的时候，我们也会遇到老年朋友发问：喜欢运动的人，该如何合理补充营养？

第一，是我们常谈的蛋白质。

蛋白质是构成肌肉的主要物质，为维持良好的运动能力以便更好地参与体育运动训练，运动者就要在运动前后食用富含蛋白质的食物。补充蛋白质，能够促进肌肉合成，强化基础代谢能力，缓解因运动产生的酸痛感和疲劳感。不同的运动强度所需要补充的蛋白质数量有所差异，正常人体每千克体重蛋白质的摄入量是0.8克，一般的运动强度为1.2克左右。富含蛋白质的食物主要包括肉、蛋、乳、豆等，但并非随意补充即可，需要掌握相关的知识。例如，运动后不适宜食用比较难以消化的蛋白质食物，可以选择鸡蛋、牛奶等容易消化的富含蛋白质的食品。同时，也不适合过量补充蛋白质，多余的蛋白质可能会转化成脂肪，影响运动效果。

第二，及时补充水分。尤其是夏季运动后机体大量出汗，容易脱水，使全身血容量减少，容易导致乏力、晕倒等；同时，血液变得黏稠，可能导致血栓形成，增加心肌梗死、脑梗等风险。老年人在运动前、运动中、运动后均应补充适量的水分，避免心脑血管疾病的发生。此外，还应补充适量的淡盐水或电解质水，避免发生低钠、低钾等电解质紊乱。

第三，适量补充维生素，比如维生素A、维生素C、维生素E、维生素D；多吃钙含量高的食物，比如虾皮、牛奶等。

第四，适当补充微量元素，特别是对维持人体平衡最有利的钾元素。生活中，补充钾元素也很简单，土豆、香蕉等食物中的钾元素的含量就比较丰富，经常运动的老年人不妨适当多吃些。

秦叔叔健康管理前后部分指标对比

指标	健康管理前	一个半月后	备注
甘油三酯(mmol/L)	1.72 ↑	1.23	达标
尿酸(μmol/L)	533 ↑	467	有所改善
体重(斤)	147	141	减重

注:1斤=500克。

4 多吃多喝，就是善待自己吗？

"来来来，吃葡萄，吃小番茄，吃芝麻饼干。"那天，我们刚来到花花阿姨家，就被她热情地拉到桌子前先品尝一番。"就这个芝麻饼干，我试过很多家了，只有这家最好吃。你们如果想买，我这里有链接！"

一看，花花阿姨就热情好客得不得了。"在我的观念里，现在日子好过了，总想多跟大家分享一些好吃的东西。"她说。

目前，她有个小烦恼：正在进行健康管理——准确地说，是身材管理，减体重。

在南方人中，以她74岁的年纪，1.68米的身高绝对算得上是高个子。但她的体重也"很不错"。"现在75公斤①左右，曾经最胖时达到83.6公斤！"花花阿姨自我调侃，"都是吃出来的。"

年轻时，花花阿姨很瘦，1.68米的身高，体重60公斤不到，用杭州人的话说就是"条杆儿不要太好！"

①1公斤=1000克。

1969年3月，她是第一批插队下乡的杭州知青，到了遥远的黑龙江省富锦县。那年，她20岁。回到杭州时，她30岁，在要凭着肉票才能买到肉的年代，"条杆儿依然毛好！"

后来，日子渐渐好过了，45岁后的花花阿姨就发现自己慢慢发福了。那时候，她还每天坚持去爬老和山。"每天早上5点多上山，2个小时后下山回来，正好赶上班时间。"她说。

她记得很清楚，身材和体重彻底失控，是在2006年。那年，她生病动了手术，一是术后没法运动，二是内分泌失调，加上"吃得好、运动少"的缘故，体重直线上升。

也就是从那时起，控制体重被她列为生活中的头等大事。"太胖，总是不太好的。"花花阿姨告诉我们。

但控制体重于她，真的是一件不太容易的事情。

对于很多人头疼的买菜烧饭这件事，花花阿姨尤其喜欢。"我在杭州灵隐这边长大，从小会烧菜，也喜欢烧菜。逢年过节，请客烧几桌菜，那真的是小菜一碟。"她说，"10年的东北知青生活，让我学会了做北方人爱吃的面食。后来，我还学会了做面包。"

因而，但凡有朋友上门，花花阿姨就烧一桌子菜"待客"。"最好要吃光的，不然我不高兴的。"她说。

以前在她的观念里，只有多吃多喝才是热情好客，也只有"多吃多喝才是对自己好"。

许是在东北待得久了，她喜欢烧大碗菜，而且能做到荤素均匀、颜色搭配得很到位，"总之，让人一看就很有食欲。"

虽然她家人口并不多，但负责掌勺的她原先总喜欢每天烧不少菜，生怕饿着大家。"所以，全家人都胖。"她乐呵呵地告诉我们。

因为年轻时"没得吃"，过惯了苦日子，花花阿姨还有一个习惯：剩菜剩饭，舍不得倒。"都是粮食，倒掉多浪费。"她说。

我们遇到花花阿姨的时候，她正好在体重的最高峰：83.6公斤。我们跟她深入聊过多次，告诉她"多吃多喝有哪些坏处""大鱼大肉有哪些坏处""剩菜剩饭有哪些坏处"……慢慢地，她接受了合理膳食的建议，也接受了科学营养的观念。慢慢地，她的体重下降了，"我儿子，也减重10多公斤。"她说。

实际上，正如花花阿姨所说，不少老年朋友身材发福，真的是吃出来的。

在这里，我们还是要跟大家讲一讲"多吃多喝有什么不好"。

多吃多喝，往往意味着摄入了比正常需要量更多的能量。当身体活动量无法随着摄入量同步增加时，多吃的、无处消耗的能量在身体积聚成脂肪，也就导致了我们所说的"肥胖"。

久而久之，身体还会出现不良反应，伴随着出现高血压、糖尿病、心脏病、中风等各种健康问题。

《中国居民膳食指南》建议成年人（处于低活动水平，例如办公室上班族）的每日能量的需要量为男性2150千卡，女性1700千卡。活动水平越高，每日能量的需要量也越高。另外，在成年后随着年龄的增加，能量的需要量也逐渐减少。

一般人很难在日常生活中精确计算自己是否摄入超过2150千卡或1700千卡,通常用简单的方式衡量是否摄入超量,即是否"过饱"。

而现在,幸福的我们早已不再是缺吃少喝的年代。现代营养学告诉我们,现在吃什么、吃多少、怎么吃,需要我们付出努力重新学习。

通常来说,6个月内减少5%~10%的体重是一个可实现的且被证实对改善整体代谢有效的目标。当然,每个人的身体情况各异,并非一种饮食模式适合所有人,具体的执行方案还需咨询专业人士。

花花阿姨健康管理前后部分指标对比

指标	管理前	管理后
体重(kg)	83.6↑	74.15
身体质量指数(kg/m²)	30.4↑	27.2
血压(mmHg)	169/84↑ (吃两种降压药)	136/77 (吃半颗降压药)
脂肪(kg)	41.67	31.66
皮下脂肪(kg)	54.4	38.8
体脂率(%)	50.3	42.7
肌肉率(%)	46.7	53.9
骨骼肌(%)	29	33.4
体内水分变化(%)	34.1	39.3
骨量变化(%)	2.45	2.55
蛋白量变化(%)	8.38	9.19

5 少吃主食，就能"治好"糖尿病吗？

得了糖尿病，少吃主食就能"治好"糖尿病吗？

这个老生常谈的问题，也同样困扰着张阿姨。

张阿姨84岁了。她家是有糖尿病遗传史的。自从2年前被确诊为糖尿病初期，她就基本不吃或很少吃米面等主食了。因为在她的概念里，大米和面食都属于碳水化合物；而碳水化合物，几乎就等同于"血糖高"的物质。

糖尿病通常是指体内的血糖值出现了异常升高，可能是家族遗传引起的，也可能是不健康的生活方式造成的。

医学界认为，糖尿病患者一般可以适量吃碳水化合物含量高的食品，但是要避免吃太多。

碳水化合物含量高的食品一般包括馒头、面条、包子等主食，以及土豆、山药等。这些食物中含有大量的碳水化合物，能够提供人体所需要的能量。但一定要注意食量的控制，以免导致血糖升高。

另外，如果过度限制主食，长期不吃或很少吃碳水化合物，就会导致体内的脂肪不得不过度提供热量，久而久之会对以葡萄糖供能为主的大脑和心肌代谢带来不利的影响。

需要说明的是，通过规范的治疗和科学合理的膳食，可以改善症状并控制血糖，甚至可以恢复到健康状态。

针对张阿姨的情况，我们帮她制定了科学的健康管理方案。

首先是主食。这是张阿姨最为关注的。我们建议她尽量食用天然食物，而不是精细加工的米面类食物。

因为天然的食物除了含有糖以外，维生素、矿物质和膳食纤维的含量也很高，属于复合型碳水化合物类食物；而精细加工类的食物不仅损失了这些营养素成分，还更容易被人体吸收，升糖指数更高。

举个例子：同样是100克的食物，米面类的食物都在高等升糖指数区域，而根茎类多在中等升糖指数区域。

日常生活中，我们除了要关注升糖指数值，还应关注食物加工的程度。例如，土豆本身是很好的主食，里面含有的淀粉约为20%。如果蒸土豆，升糖指数值是65；如果做成土豆泥，则升糖指数值是73。由此可见，加工得越多，升糖指数越高。

所以，我们建议张阿姨尽量不吃蛋糕、面包等精细加工的食物。就连她以前喜欢熬红薯粥、南瓜粥，我们也劝她不要这样吃了，因为这是犯了精细加工的错误。

其次是合理膳食。

从接受我们指导的一些老年朋友来看，有不少人的血糖升高，是"吃"出来的。所以，"管住嘴"是控制血糖的关键。

比如张阿姨，我们建议她吃饭要"挑"。要挑那些升糖指数低、血糖负荷低的食物，在主食方面要尽量吃粗粮、全谷物、根茎类的食物，尽量不要吃蛋糕、面包、红薯粥等精细加工的米面类食物。

同时，我们也建议她要"不挑"，也就是平衡膳食，什么都吃。食物可以多样化，脂类、蛋白质、碳水化合物、膳食纤维、维生素和矿物质，一样都不能少，但要注意科学搭配。其中，膳食纤维会减缓食物的吸收速度，有利于减缓血糖上升的速度，所以糖尿病患者要多吃一些蔬菜、薯类等含膳食纤维多的食物。

在此基础上，进食的方法和顺序也蛮重要的。可以少吃多餐，细嚼慢咽；先吃蔬菜和蛋白质这类食物，最后吃碳水化合物。

平心而论，张阿姨的身体底子还是不错的。从小喜欢运动的她，初中时曾获得浙江省体操少年组冠军。大学毕业那会儿，她留校当了体育老师，专门负责女生们的体育课。几十年下来，她始终保持着运动的好习惯。

一段时间下来，张阿姨严格听从我们的建议，血糖也被控制在稳定阶段，空腹指标能够到6mmol/L以下。"凡是能够控制血糖，对健康有利的，我都能够遵守。"张阿姨说，"把好健康关，自己是第一责任人。"

张阿姨健康管理前后部分指标对比

指标	管理前	管理后
体重(kg)	46.5	45.7
血压(mmHg)	140/70	126/70
空腹血糖(mmoL/L)	7.96↑	5.5
餐后血糖(mmol/L)	11.5↑	6.5

6 仅靠少吃主食，就能控制体重吗？

王阿姨家是有长寿基因的。她母亲活到105岁才去世，为典型的百岁老人。

但王阿姨始终有个小烦恼，她的体型偏胖。她1.6米的身高，最重时曾经超过65公斤。这让她下定决心要把体重减下来。

再说，如今75岁的她也不是天生就胖的。"1966年，我高中毕业那会儿，体重连50公斤都没到！"她说。

据她回忆加自己分析，她的"吃胖"大概有两方面的因素。

首先，她插过队、下过乡，20岁时到常山县农村插队落户，历经8年才重新回到杭州。"那个年代，大家都缺喝少吃的。根本没什么菜，有饭吃就不错了。常山人喜欢吃辣，我们那会儿是壮劳力，挑担、干体力活。满满一大碗饭，没有油水，加点辣椒就入肚了。"王阿姨说，"久而久之，就把胃给撑大了。"

其次，是她自己不注意控制体重，更谈不上对身材进行管理了。她是中学数学老师，后来到杭州一所非常有名的中学上课，带两个班，生活节奏超快。"每天总有批不完的作业，除了上课，就是坐着。再加上学校的伙食又不错，'吃得多、动得少'，体重就一点点升上去了！"她说。

起先，她没在意。直到后来，有一次体检时发现自己的血糖指标高了，血压指标也偏高，她才意识到"是不是吃出来毛病了？"

她从常山回杭州后胃口就变大了，再加上根深蒂固的观念：人发胖，体重增加，就是"米饭"吃得太多；而从现代人的一个观念来看，"米饭"又属于主食的范畴，所以，王阿姨拿出了一个行动方案：少吃主食。

她以为，单单少吃主食就能很快让体重降下来。结果，一段时间以后，效果并不明显。

仅仅少吃主食，为什么减肥效果不明显？研究发现，如果不吃主食，就会导致燃烧脂肪而缺失了能量来源。因为燃烧脂肪转变成能量的过程，需要主食中碳水化合物的参与。

另一种可能是，如果缺少碳水化合物，脂肪不能完全燃烧，就可能会产生酮体，从而引起酮血症、酮尿症。加上各种营养素的缺乏，既不利于身体健康，也不利于持续稳定地控制体重。所以，主食是不可以缺少的，我们通常建议以部分粗杂粮替代部分精米、精面，例如23~27克大米相当于90~110克薯芋类，将其搭配到减脂餐单中，营养密度也会大大增加。

后来，王阿姨参加了健康管理，在营养师手把手的指导下，慢慢有了较为满意的效果。目前，王阿姨的体重为60.5公斤。"根据我的人体成分分析评估报告结果，营养师建议我2023年的首要目标转向内脏脂肪，我离目标还差一点，得继续加油。"她说。王阿姨的分享中也一直强调老年人一定要重点关注内脏脂肪和体脂的数据变化。肥胖乃万病之源，这句话一点儿不假。

现在，王阿姨知道了，想要健康长寿，首先，家族遗传基因是非常重要的一个因素；其次是运动和锻炼。现在，她每天借着遛狗的机会，到自己家附近的余杭塘河走路，每天走7000步左右。还有，就是现代人倡导的科学饮食、合理膳食了。

实际上，王阿姨"走过的弯路"，可能我们身边也有熟人正经历着，以为减肥单靠减少摄入主食就可以了。20多年前，我们就遇到过这样的案例：唐姐也是体型偏胖的，她比王阿姨还要做得极端——她根本不吃主食，转而每天她会狂吃水果，上班时每天变着花样带各种各样的水果，其中，不乏含糖量很高的香蕉、荔枝、甘蔗等。结果也可想而知，一段时间后，她的体重还增加了。

所以要控制体重，我们就得学习一些科学营养的知识，并且反思一下自己的生活方式、饮食结构，是否都科学合理。至少得学会甄别，怎样的生活方式才是健康的，从而清除一些因为不健康的生活方式造成的生活方式病。

懂得现代营养学的人都知道,以前我们受生活条件所限,讲究"大口吃饭、小口吃菜"。现在,这样的习惯得改成:"大口吃菜、小口吃饭"。

一般来说,成年人每天至少得摄入多少营养,才是科学合理的?《中国居民膳食指南(2022)》建议,成年人每天平均至少摄入12种食物,每周25种以上。世界卫生组织强烈建议,摄入的碳水化合物应主要来自全谷物(如水稻、小麦、玉米、燕麦等),蔬菜,水果和豆类(如黄豆、绿豆、红豆等);成年人每天应至少摄入300克的蔬菜和水果,同时每天应从食物中获取摄入至少25克的天然膳食纤维。

可能有的人会问:什么是膳食纤维?膳食纤维是一种多糖,它既不能被胃肠道消化吸收,也不能产生能量。因此,其曾一度被认为是一种"无营养物质"而长期得不到重视。然而,随着营养学和相关科学的发展,人们逐渐发现膳食纤维在人类健康中具有相当重要的作用。如今,膳食纤维更为大家所关注,也被营养学界补充认定为第七类营养素,并和传统的六类营养素(蛋白质、脂肪、碳水化合物、维生素、矿物质和水)并列。

而膳食纤维的来源也很简单。我们日常生活中常见的全谷物、蔬菜、水果和豆类,都被认为是天然含有膳食纤维的食物。

> 健康是可以"管"出来的。特别是对于一些生活方式类疾病来说，健康管理是堪比治疗的重要方式。所谓大健康，正是以提倡自我管理与预防为主。

有的人可能要说了，我们都上了年纪了，老年病、慢病不少，健康管理还有用吗？对于这个问题，我们可以确定地回答：有用。

这里，我们再给大家讲一个真实的案例。

67岁的王叔叔，最近心情好得不得了，因为他的体检报告都没有朝上或朝下的"箭头"了。而他曾经长期服用的一些药，比如治疗高血压、高血脂的降压药、调脂药等，也都可以停用了。

血压高、血脂高、重度脂肪肝等是老年朋友中较为常见的一些慢病，王叔叔在40岁之前就有了这些慢病。"那时上有老、下有小，工作压力大，生活担子重，加上有部分家族疾病史，我年纪轻轻就开始吃药了。"王叔叔告诉我们，"那时，医生就提醒：有的药，比如降压药，得终身服用了。"

48岁时，他又连续有2次被查出颈动脉粥样硬化。联想起自己的老父亲曾经有2次脑卒中，他说："我的心拔凉拔凉的，甚至感觉到了害怕。"

那时，他反思，他自己的一些症状好像是生活方式出了偏差而导致的。一是仗着年轻，生活作息不规律，有时还会熬夜，生物钟就紊乱了；二是有时吃大鱼大肉太多，有时还要不少老酒下肚，无意间就造成身体负担"重"了。

考虑到自己年纪尚轻，听说运动对身体健康有诸多的好处，他选择了"管住嘴，迈开腿"和"加大运动量"的方式。然后，就开始了他大步流星迈开腿、风雨无阻暴走的10年。10年间，他坚持每天暴走七八公里，一些不正常的身体指标逐渐稳定了下来，有的指标在临界点上下徘徊，有的离完全正常总还"差那么点意思"。

后来，随着年岁渐长，他有意识"逮"住机会就学习一点关于健康的科学知识。"什么是健康？它包含4个维度：躯体健康、心理健康、社会适应良好和道德健康。关于这样全方位、立体地对健康观念的解释，我比较认可。"王叔叔告诉我们。

王叔叔还学习了不少有关营养学的知识。他也特别推崇首都医科大学附属北京世纪坛医院肿瘤营养与代谢中心主任石汉平关于营养学的研究与理论。"石教授提出，还营养为一线治疗。在临床上，营养治疗不仅没有浪费钱，没有增加医疗费用，反而极大地节约了医疗费用。"王叔叔说，"我反复看过他的这个视频很多次，越看越觉得有道理。研究和实践都已经证明，营养治疗是治愈慢病的最终解决方案。破除营养误区，是我们获得健康的重要方式之一。"

石汉平教授还有一个观点——推动"无饿医院"的建设。什么是"无饿"？石教授的解释是消灭医院的营养不良。实际上，从营养学的角度，我们认为"无饿"的概念也应该引起大家特别是中老年朋友的重视。

有的中老年朋友,有了某些方面的毛病,往往想着不能吃得太好。因为他们觉得,吃得太好了就会助长病菌的生长,所以造成一定程度的偏食。其实不然,这是又一个误区。

我们之所以采用"无饿"的概念,是想告诉大家:你想健康,就得营养全面、合理。

在这点上,王叔叔就是科学营养、"无饿"概念的受益者。当然,王叔叔是在营养师的指导下进行健康管理的,采用营养补充剂+一对一的个性化营养管理方案。如今,他的慢病,都已经渐渐回到正常的范围。正如他自己所说的,慢病都已经"被治愈"了。随后,医生建议他可以停药。治愈慢病其实并没有那么复杂,窍门就是吃对营养物质,剩下的交给身体的自我修复能力。

实际上,王叔叔真正实施健康管理是从2022年8月开始的,到现在"被治愈"满打满算也就2年多点的时间。可对他来说,这是收获的2年,充实的2年,自我感觉最开心的2年。

是啊,人生在世,还有什么比健康更重要的呢!

王阿姨健康管理前后的部分指标对比

指标	管理前	1个月后
空腹血糖(mmol/L)	6.5 ↑	5.5
空腹体重(kg)	76 ↑	71
血压(mmHg)	161/93(降压药每天一颗)	135/75(降压药隔天半颗)

7 少吃肉，就能降血压吗？

刘叔叔家以前吃肉不多。

我们仔细跟他聊过，发现这也是有原因的。

"过去不吃肉，是因为条件不允许。"刘叔叔说。他说的"过去"，大致是指改革开放之前。1952年出生的他，生在新中国，长在红旗下。1968年，他初中毕业时正好赶上下乡潮，就到当时的建德县农村插队落户。"那个年代能吃饱就不错了。吃肉，那是过年、过节才有的享受。"

后来，大家的生活条件好了，刘叔叔家还是吃肉不多，是因为其老伴有"三高"，还偏胖。"过去我们的观念里，总是觉得肉类和'三高'、肥胖是直接挂钩的。"刘叔叔说，"所以在我们家，过去是'保守吃肉'，后来是'担忧吃肉'。总之是'与肉无缘'。"

针对刘叔叔家的情况，我们与他分析：他家过去就吃肉少，说明其老伴的"三高"可能与吃肉没有必然联系，而是由不良的生活方式引起的，比如高脂、高盐饮食，久坐不动或者肥胖等。

什么是高脂饮食？一般来说，它指的是食用高脂肪食品，即含脂肪量高的食物。国内外公认的高脂肪食品，大致有以下这些：比萨、汉堡、巧克力、油炸食品、糖果、糕点、冰激凌、冰咖啡、奶昔、饼干等。

有的中老年朋友可能还会说："四高一胖"，难道跟多吃肉没关系吗？

关于这里提到的"肉"，我们也想跟大家唠叨几句。在现代营养学看来，肉类可分为白肉和红肉。白肉的肌肉纤维细腻，脂肪含量较低；而红肉，指的是在烹饪前呈现出红色的肉，红肉中含有很多的饱和脂肪。

平时，我们吃的肉大致有：畜肉类——猪肉、牛肉、羊肉等；禽肉类——鸡肉、鸭肉、鹅肉等；以及鱼、虾、蟹、贝类。

回到之前的问题："四高一胖"，跟多吃肉有关吗？现代医学认为，对于鱼肉（包括海鱼、淡水鱼等），还有鸡肉、鸭肉、鹅肉和牛肉、羊肉，以及猪肉当中的瘦肉，慢病人群都是适合吃的。注意，红肉中的脂肪类以及内脏类则不宜食用，因为它们会加速血脂升高。相对于红肉而言，鸡肉、鸭肉、鱼虾类统称为白肉。白肉比红肉的脂肪含量低，不饱和脂肪酸的含量较高，这也意味着吃同样的75

克畜肉时，吃鱼、鸡可以摄入较少的饱和脂肪，其更适合血脂异常、高血压、糖尿病、脂肪肝等患者食用。因此，日常饮食中不妨将白肉作为肉类的首选。

简言之，慢病人群需要注意饮食，尽量少摄入高脂肪类的食物，以免发生一系列的疾病。

由此可见，生活中怎么吃肉，也是有讲究的。

平时，我们还会遇到这样的案例：有的中老年朋友，仅仅只是有高血压，他们也不敢多吃肉甚至干脆不吃肉，因为担心吃肉会导致血压升高。这样做的人，显然有点走偏了。

肉中含有大量的优质蛋白质、维生素和矿物质，都是我们身体健康所必需的；而如果长期不吃肉的话，还有可能导致营养不良、贫血等问题，对降血压反而不利。素食人群不吃肉，其中高血压、高血脂、肥胖者也很常见！

同样需要注意的是，肥肉和动物内脏之类，高血压人群还是尽量不要碰。同时，还要保持清淡的饮食，尽量少油少盐，这里说的少可不是完全不吃，将食盐控制在5克/天以内，将油控制在25克/天；多吃新鲜的水果和蔬菜；少吃辛辣和刺激性的食物；戒烟限酒。

有的老年朋友已经养成了经常测血压的习惯。有时候，他们也会很奇怪地发现：冬天的血压会高上去，而夏天的血压会低下来。这正常吗？

比如刘叔叔，就是这样的。他告诉我们："以前，我没有高血压。但是有一年冬天测血压的时候，有时上压在150mmHg，下压在100mmHg多点；可过了冬天，我的血压又正常了，上压在120mmHg，下压在80mmHg——明显很正常！"

因为是偶然发现的，刘叔叔至今没有吃降压药。不过，我们建议他要加强血压监测。万一在连续一段时间内的指标不正常的话，还是要去看医生的。

医学上也认为，冬天的血压高、夏天的血压低，是一种正常现象。物理上有"热胀冷缩"的现象，人体血管也是如此。冬天，天气寒冷，血管收缩，就会导致血压升高；而夏天，气温较高，血管舒张，血压就比较容易降下来。

一些研究表明，通过注重有效地改善饮食的方式来增加钙、镁的摄入，能够有效地降低血压值，从而预防高血压的发生。有研究显示，血压对钠盐摄入的反应性另外取决于膳食的其他矿物（钾、钙和镁）摄入量的充足性。低钾、低钙、低镁的摄入将导致人群血压对钠盐摄入的敏感性。因此，各种食物按一定的比例搭配食用，通常比仅补充单一食物要素更有效。

不过，无论是"四高一胖"人群，还是仅仅只是有高血压的人群，有一条我们建议需要共同遵循，那就是——平时一定要注意综合营养、合理膳食，并多锻炼身体，增强自己的体质。

刘叔叔健康管理前后部分指标对比

指标	管理前(2022年)	管理后(2023年)
血压(mmHg)	138/88	120/75
甘油三酯(mmol/L)	0.93	0.81
低密度脂蛋白胆固醇(mmol/L)	3.57 ↑	2.01
高密度脂蛋白胆固醇(mmol/L)	1.23	1.38

不吃肉，就不会胖吗？

2022年9月，卢阿姨找到我们参加健康管理的时候，就说自己的目标是"减重"。

我们建议卢阿姨做了一次全身体检，发现她虽已81岁，但倒是没有老年朋友中常见的"三高"（高血压、高血脂、高血糖）。她指着自己的腰围，告诉我们："唯一不正常的，就是腰围有点粗，有两尺六寸①。"

年轻时，卢阿姨有个"小蛮腰"。她记得很清楚，1985年43岁时，她的腰围还只有一尺九寸。"后来，特别是50岁以后，腰围就一点一点粗起来了。"她说。

> 其实，像卢阿姨一样，中年之后胖在腰部是常见的现象。
>
> 对于胖这件事，大家可能感觉到，年轻时的胖基本是分布在全身的；可到了中年后，基本是从腰部开始"发福"。特别是女性，赘肉基本就堆积在肚子上。而且，这样的现象，一般在更年期女性身上较为常见。

①1尺≈0.3米；1寸≈0.03米。

这是为什么呢？

从医学上说，跟年轻时相比，随着最后一次月经停止，更年期女性的基础代谢水平慢慢就会降低。这时，如果不运动，或者还是跟以前一样照样吃，因为消耗掉的热量与年轻时相比较少，自然就容易因为热量过剩而发胖了。

同时，研究还发现，年轻时肥胖的脂肪是向全身均匀分布，因而胖在全身；而更年期肥胖时，其脂肪则是从臀部重新分配至腹部的，慢慢地，腰部周围的脂肪增加，就会导致女性的身材从"梨形"变成了"苹果形"——即所谓的中心性肥胖。

卢阿姨承认，她那腰部赘肉的堆积，基本是经历这么个过程。

因为慢慢发胖，卢阿姨起先以为是跟吃肉有关系，所以有一段时间里她都控制食欲，坚决不吃肉了。可腰部的赘肉，还是一点都没有减少。"不吃肉，可我喜欢吃肉皮。原先我以为：肉皮都含有胶原蛋白。"她说。

实际上，肉皮中除了有胶原蛋白，还含有一定量的脂肪。其脂肪含量，大概在23%。理论上，如果少量食用胶原蛋白，一般是不会发胖的；可如果大量甚至过量食用，就可能会导致脂肪堆积，从而"发福"。

后来，在营养师的指导下，卢阿姨慢慢戒掉了肉皮，转而吃起了肉。她告诉我们，现在她的饮食结构发生了变化：稍微减少主食的食量，米饭吃得不多，转而用杂粮、薯类代替白米饭、面条以及饼类等主食；多吃新鲜的蔬菜、水果、豆类及菌藻类等。"用羊奶代替了牛奶。因为与牛奶相比，羊奶的蛋白质含量更高，更容易被人体吸收；同时，羊奶中的矿物质和维生素的含量更高，有助于防止骨质疏松。"卢阿姨说，"还有，每天的荤菜中，肉类是必不可少的。仅仅中午一餐，我就要吃肉或鱼、虾，在250克左右。"

卢阿姨是从2022年9月开始参加健康管理的。到2023年2月，她成功减重6斤；并且，她心心念念的腰围，也从两尺六寸减到了两尺四寸——别看只有两寸，那也相当于6.5厘米。乍一看，卢阿姨还是肉眼可见地瘦了。

有的人可能会觉得奇怪，为什么吃肉反而不会发胖呢？当然，这里面有个"度"的把握，我们可以称之为"合理吃肉"。

肉中含有丰富的蛋白质、脂肪、碳水化合物等营养物质。适量食用可以补充身体所需的营养和能量，还可以维持人体各组织器官的正常功能。同时，肉中含有的脂肪含量比较低，只要适量，一般不会导致脂肪堆积，所以吃肉不容易长胖。

说到底，"肉"与"胖"之间是没有必然联系的。大家可以回忆一下，人之所以会发胖，最主要的原因就是"吃得多、动得少"，还有可能是由体内的内分泌失调引起的。要想减肥，其实还是需要荤素搭配并且营养合理。

生命在于运动。当然，运动是必不可少的。

在营养师的指导下，卢阿姨的体重为什么减得让她比较满意？无非也就是科学营养，加上合理运动。

她觉得，健康是可以管理出来的。

> 卢阿姨是个喜欢运动的人。她告诉我们，目前她正在进行健康管理的第二期，目标是让髋关节变得健康。

20世纪90年代，木兰拳一度盛行。卢阿姨和同事们也组织了一支由70多人组成的木兰拳队伍。因为她们对此感兴趣，所以天天在一起打拳，还参加了省里的不少比赛。她记得很清楚，木兰拳中有一个动作，需要右腿弯曲，低到离地只有几厘米。"有一阵子，我的右腿膝关节出现问题，用自己买的理疗仪器治好了，没有复发。"她说，"后来，右边髋关节明显受阻，我坐久了站起时，就会觉得那里疼。"

刚开始，髋关节有疼痛感时，她会尝试着走300~500步，一般就会没事。

21世纪初，考虑到自己年岁渐长，她改成打太极拳锻炼。最近一两年，又改成走路了。"有时走多了，髋关节就会有疼痛感，走路也不利索了。"她说。这时，她会涂抹一点自己买来的药，一般1~2个小时后疼痛感渐消，但总是感觉有点"治标不治本"。

自从她定下第二个健康管理目标后，营养师给她重新修改了食谱，并建议她早中晚分三次服用，服用的有维生素B、维生素C、鱼油、叶黄素、钙、锌。

日常生活中，补充维生素A的话，可以多吃黄色蔬菜，比如胡萝卜、西红柿等；补充维生素B的话，可以多吃白菜、菜花、芹菜等蔬菜，以及菠萝蜜、橙子、柑橘、香蕉、葡萄等水果；补充维生素C的话，可以多吃萝卜、土豆、大白菜等；补充维生素E的话，可以多吃芦笋、菠菜等绿色蔬菜。

2023年7月下旬，卢阿姨和老伴一起到开化旅游，途中爬了2次山，"熟悉的疼痛感"再也没有出现。"我很满意！要在以往，走路8000步左右时，髋关节的疼痛感就会一阵阵袭来。"她说，"可见，我们每一个人都是自己健康的第一管理人。人，得对自己的健康负责！"

卢阿姨健康管理前后部分指标对比

指标	管理前	管理后
体重（kg）	45.5	42.3
血压（mmHg）	121/77	112/63
低密度脂蛋白（mmol/L）	3.6	2.1

9 改善肠道，只有益生菌这条道吗？

一直以来，冯伯伯的肠胃不大好，有时还有便秘。

> 他觉得肠胃不好还能接受，顶多大便不成形，人消瘦；再说他这辈子就没胖过，接近1.70米的个子，上大学时的体重顶峰是55公斤，平时一直在50~55公斤，60岁后就掉到了50公斤以下，最轻时只有47公斤。

有的人也许会说了，既然那么瘦了，就努力吃、拼命吃，多吃多喝，总会长胖点吧？

真是"胖人不知瘦人苦"。瘦的人，难道仅仅是因为吃得少吗？

根据生活经验，瘦子大致是由三个原因造成的。一是食物摄入不足，就是吃得过少了，有的人老是担心自己长胖就尽量少吃东西；二是肠胃消化、吸收功能不好；三是消耗太大。

从冯伯伯的情况看，吃得少和消耗太大，应该是不存在的。他长期在高校当老师,健康与饮食方面的知识还是储备了不少的,当然清楚健康与饮食、运动的关系。所以,他自己判断之所以瘦,可能是肠胃消化、吸收功能不好,用医学上的话来说,就是"食物消化、吸收、利用障碍"。

对于瘦和肠胃不好,他一直能坦然处之,毕竟长期以来都相安无事。

可对于便秘,他真的觉得是吃尽了苦头。刚开始像开塞露这样的还管用,后来连开塞露也不怎么起效的时候,"我到处找医生,到处找药。"他说。

有一阵子,有人给他推荐了松花粉,也是刚开始有效,后来就不起作用了;还有一阵子,有人给他推荐了"老方一帖"。

所谓是久病成良医。便秘久了,冯伯伯自己都知道造成便秘的一些原因了。比如肠蠕动缓慢以及肠道动力不足,还有上火或者内热;再比如工作、生活压力过大;经常坐着,或者长时间不运动。

最近一阵子,冯伯伯告诉了我们一个好消息:便秘症状得到缓解,开始享受"痛快地上厕所"了。我们问他是什么原因? 他说"估计是益生菌的作用"。

据他介绍,从2022年9月开始,他尝试着用起了益生菌,慢慢倒真的有所改善。

益生菌为什么能改善肠道?

冯伯伯说他认真学习过了,其作用可以从三个方面来表述:"第一,益生菌可以改善肠道菌群,主要是可以增加肠道内的乳酸菌、大肠杆菌、双歧杆菌等菌群,有助于排便。第二,其可以起到帮助消化、软化大便的作用,其原理是益生菌可以增加肠内水分、调节肠内酸碱度、促进肠液分泌,从而有利于排便。第三,在此基础上,益生菌的菌群可以分泌较多的乳酸,刺激肠道蠕动。"

为他感到欣喜的同时,我们还详细询问了他最近1年以来的生活方式和饮食习惯。因为从健康管理的角度来看,某种身体现象的出现很大程度上和一个人长期的生活方式或饮食习惯有关。还是那句话,大多数慢病是"吃"出来的。这个"吃",指的就是生活方式或饮食习惯。

冯伯伯告诉我们,自从1年前参加健康管理以来,他的健康观念有了进一步改变,最关键的是饮食习惯上有了"大变动"。

以前,他不喜欢吃肉,现在则是"大口吃肉"了。当然,这肉是以蛋白质含量为优先考虑,包括鱼肉、虾肉、鸡肉、鸭肉、猪肉、牛羊肉等,天天换着来。

喝羊奶和酸奶,特别是以含有益生菌成分的酸奶优先。

多吃蔬菜以及水果,特别是以富含植物纤维的优先,比如芹菜、菠菜、苦菜、豆苗、菜花、芦笋、茄子、黄瓜、西红柿、南瓜、红萝卜等蔬菜,以及梨、苹果、草莓、蓝莓、木瓜、桃子、柚子、橙子、香蕉等水果。

蔬菜,富含膳食纤维、维生素和矿物质。尤其像冯伯伯这样空腹血糖指标在临界值的老年朋友,我们建议每日摄入蔬菜500克以上。具体采购蔬菜时,要选那些新鲜的蔬菜;其中,叶子菜要占一半,并且多选用深色蔬菜。

> 同时,根据身体所需,每天补充个性化定制的膳食补充剂,包括维生素B族、维生素C,以及钙、镁、锌等微量元素。

维生素B族是水溶性维生素,是指可溶于水的一类有机化学物。常见的有:维生素B_1、维生素B_2、维生素B_6、维生素B_{12}、维生素PP(烟酸)、叶酸等。它对于维持神经、肌肉特别是心肌的正常功能,以及维持正常的食欲、胃肠蠕动和消化分泌有着重要的作用。同时,维生素B族能够参与我们体内的氨基酸代谢及一些微量元素的转化与吸收,协同其他营养素为我们的身体提供能量。所以,为了改善冯伯伯20多年的便秘问题,我们在他的健康管理方案里面搭配了维生素B。

冯伯伯除了有20多年便秘的问题,他还告诉我们,平时的睡眠也不太好。根据他的情况,我们还给他搭配了钙、镁等微量元素。

> 日常生活中,有不爱喝奶、蔬菜吃得少、不碰豆制品、吃肉多、重口味、饮水不足等这些饮食习惯的人,摄入的钙和镁往往不足。一项国外的研究显示,在深睡眠阶段时,体内的钙水平会升高。研究者总结说,钙的缺乏可能

会导致深睡眠的不足或缺失。在血钙水平恢复正常之后，睡眠也会恢复正常的状态。

所以，从冯伯伯这个活生生的例子来看，改善肠道不只有益生菌这条道。

所谓的"病从口入"，生活方式的改变真的可以让一些长期困扰我们的慢病得以改善、缓解，甚至治愈。

冯伯伯健康管理前后部分指标对比

指标	管理前	管理后
体重（kg）	45.95	46.7
身体质量指数（kg/m²）	17.3	17.6
C-13呼气试验	DOB：5.5（+）	DOB：0.7（-）

10 长了颈动脉斑块，都需要手术吗？

84岁的秦阿姨是个性格开朗的人。我们每次遇见她，她都高兴得不得了，拉着我们说个不停。

2022年10月体检时，医生发现她颈动脉右侧有个斑块，她一点也不在意，照样快乐地生活。她说："要是危险因素高的话，医生早就提醒我了；医生没有千叮嘱万叮咛，说明是不要紧的。"

秦阿姨是蛮注重健康管理的人。2022年那次体检报告显示她有血脂高、胆固醇高、尿酸高。她回头就找营养师，主动申请在营养师的指导下进行健康管理。"与其花钱买药，不如花钱买健康。"这是她的理念。

科学调理1个月后，她又去做了体检，报告显示：除了尿酸这项指标还偏高（已经比1个月前降低了）外，血脂、胆固醇都已回归正常。

秦阿姨很高兴，其后她的饮食习惯依然严格按照营养师的建议执行。比如对于原先凑合着吃饱的早饭，现在她会考虑摄入的营养成分，牛奶、鸡蛋必不可少，土豆、山药、红薯等粗粮轮换着吃;比如对于中饭和晚饭,以前她吃的都是米和面等细粮,现在则会加上玉米、藜麦等粗粮;比如以前她吃肉吃得很少,就是买斤排骨也要吃上好几顿,现在每天的吃肉量不少于 2 个巴掌心。

2023 年 5 月,秦阿姨的体检报告显示:尿酸比 2022 年 11 月的体检值又有了下降,血脂、胆固醇依然正常;就连高了三四年的血压,也回归正常了;还有那个颈动脉斑块,也比 2022 年 10 月时缩小了一半。

也是从那时起,秦阿姨又给自己定了健康管理的指标:未来 1 年,争取让颈动脉斑块稳定,最好能继续缩小。

秦阿姨主张:人,一定要开朗乐观。她告诉我们:"我的个性,跟我年轻时走南闯北的经历有关。"

秦阿姨的老家在江苏无锡。1964 年,从清华大学电机系毕业后,她积极响应国家号召,被分配至石油部抚顺设计院工作;其后又去过湖南、河南等地,直至 1984 年才调到浙江大学工作。"年轻时吃过不少苦,所以我做事情能够坚持。"她说,"健康管理也一样,有了好的开始,就得善始善终才会有好结果。"

秦阿姨对于颈动脉斑块的乐观,是有科学依据的。当时,她也曾为此咨询过医生,医生告诉她:有高血压、高血糖或高血脂等情况的老年朋友,容易有动脉内膜的损伤,从而引起血管硬化及斑块。

医生还告诉她:颈动脉斑块是一种常见的现象。现代人普遍的生活条件较好,如果缺少锻炼的话,就会造成体内的血脂含量较多,容易引起动脉粥样斑块的形成。一般来说,普通的动脉斑块只要能保持稳定、不扩大,就不必进行手术。

颈动脉斑块是怎么形成的？

血液中以低密度脂蛋白胆固醇(LDL-C)为主的脂质颗粒在动脉内皮下异常积聚,产生过量的氧化型低密度脂蛋白(oxLDL),诱导产生各种细胞因子、炎性介质、生物酶等,促进了炎症细胞分化。分化后的巨噬细胞吞噬 oxLDL 颗粒,变成泡沫细胞。泡沫细胞死亡后形成脂质池,并最终发展成为动脉粥样硬化斑块。

秦阿姨说她平时尽量多吃新鲜的水果和蔬菜,因为新鲜的水果和蔬菜中含有丰富的维生素与纤维素,可以促进肠道蠕动,帮助排泄体内的毒素和废物,降低血液黏度,改善血液循环,有助于缓解颈动脉斑块。

同时,我们也提醒她有意识地多吃一些富含维生素 C 的水果和蔬菜,如草莓、苹果、西红柿、黄瓜等。因为维生素 C 是一种抗氧化剂,可以保护细胞免受自由基的损伤,减少炎症反应,减缓颈动脉斑块的形成。

秦阿姨健康管理前后的部分指标对比

指标	管理前	6个月后
尿酸(μmol/L)	441 ↑	396
左侧颈动脉斑块	4.8mm×1.7mm	4.7mm×1.8mm
右侧颈动脉斑块	12.7mm×1.8mm	5.1mm×2.0mm
总胆固醇(mmol/L)	5.84 ↑	5.05
甘油三酯(mmol/L)	2.13 ↑	1.2
低密度脂蛋白(mmol/L)	4.1 ↑	3.04
同型半胱氨酸(μmol/L)	18.69 ↑	11.82

CHAPTER *2*

这些现象的背后，跟"吃"都有关

11 瘦子，为什么也会有高血脂？

在大多数人的心目中，高血脂是和"胖"联系在一起的。有时，大家会遇上一个高脂血症的人，但对方偏偏是个瘦子，可能就会嘀咕，或者冲口而出："你这么瘦，怎么也会有高血脂呢？"

82岁的冯伯伯，便是这样一个例子。

冯伯伯很瘦，1.66米的个子，体重只有48公斤。他虽然这么瘦，但他的血脂偏高。"我一直很瘦，属于怎么吃也不胖的那种人。"他说，"血脂高也已经有很多年了，靠吃药物来控制血脂。"

冯伯伯说他一直困惑着："我这么瘦，也没有家族遗传史。怎么会有高血脂呢？"

现代医学认为，高脂血症是一种脂肪类代谢障碍的疾病。遗传、疾病、体内胆固醇代谢异常等，都会引发高血脂。血脂在人体当中有可能会沉积到皮下而容易形成肥胖，沉积到肝脏就会形成脂肪肝，沉积到血管的内皮下就会引起动脉粥样硬化。

相对来说，肥胖的人的血脂升高的概率会高一些。但高血脂并非肥胖者的"专利"，瘦子也会有高血脂。

　　具体来说，血脂的高低和一个人胖瘦的关系并不大。瘦子的血脂高，可能由遗传因素、不良的饮食习惯、内分泌代谢失调和某些疾病引起的，例如胰岛素抵抗、低密度脂蛋白血症。

　　正常的情况下，人体摄入脂肪或碳水化合物，其作用主要是储能和供能，构造细胞组织，摄入过多，则储存脂肪增加，慢慢地，血脂高了。事实上，血脂长期偏高的人，即便是瘦子，其内脏的脂肪也是过多的。

　　临床上，高血脂或血脂异常，通常有4个指标：总胆固醇、低密度脂蛋白、高密度脂蛋白、甘油三酯；来源有2种途径，即内源性（细胞合成的）和外源性（吃进去的）。

　　瘦子的高血脂的特点多为坏胆固醇[低密度脂蛋白胆固醇（LDL-C）]的水平偏高，好胆固醇[高密度脂蛋白胆固醇（HDL-C）]却低于正常的水平，因而更易患心脑血管疾病。这一现象多是因为遗传或基因突变。

　　正常的情况下，内源性血脂和外源性血脂相互监督制约。当人体从食物中获取足够多的脂类物质后，肠道吸收量也会随之增加，血脂水平升高。机体收到信号后，内源性血脂合成量就会减少，如胆固醇的合成减少。相反，如果没有从食物中获得脂类物质，肝脏细胞就得起来干活，合成内源性胆固醇以供机体利用。正是因为这种制约关系存在，人体血脂才能维持在稳定的状态。

　　但这种平衡并非一成不变，遗传、饮食结构、疾病等可能会打破这种平衡。

这也是有些瘦子的血脂水平偏高的原因之一。体型并非血脂异常的核心因素，我们不能单纯地以体型的胖瘦来判断血脂的高低，得根据血脂的检查结果来看。

所以，不管胖瘦，如果出现血脂水平升高，就需要积极对生活方式和饮食习惯进行调整。

哪些不良的饮食习惯容易引起高血脂呢？平时的生活中，你如果是爱吃高脂肪、高胆固醇食物的人，那一定得注意了，因为高脂食物被吸收之后就可能出现血脂水平升高；同时，长期爱吃甜食的人，也容易出现高脂血症。

哪些食物，属于高脂肪、高胆固醇食物呢？五花肉、肥肠、猪头肉、猪油、血肠等富含高胆固醇，其脂肪的含量特别高。奶油、油条、炸鸡、汉堡、炸薯条、猪肉串、蛋糕、巧克力等食物的胆固醇和脂肪的含量也很高。

归纳起来，高脂肪、高胆固醇的食物主要包括动物内脏、蛋黄、甜品、油炸食品等。

另外，摄入的过多热量都会转化为脂质。这时，如果内分泌代谢失调的话，血脂代谢功能减弱，就容易得高脂血症。

所以，不管胖瘦，如果出现血脂水平升高，就需要积极对生活方式和饮食习惯进行调整。

饮食上，可以多吃高纤维食物，比如芹菜、白菜、玉米、红薯、土豆等富含纤维素的食物，促进脂肪代谢，避免食用过于油腻、辛辣的食物。

同时，还要摄入低脂肪、高蛋白的食物，比如牛奶、鸡胸肉、鸡蛋清、鲫鱼、带鱼等。

12 "饥饿疗法"，为什么还会有高血脂？

今天，我们从另一个角度谈高血脂。

赵姐找到我们，主动要求参与健康管理的时候，直接就说："我有高血脂，在吃降脂药。希望通过正确的健康管理，达到血脂正常的目标，目的是不要吃药。我这个年纪，不甘心！"

赵姐的年纪还不大，2023年才61岁。据她自述，2年前也就是59岁时，她有了后脑勺痛的症状，刚开始只是偶尔会出现，她也没在意。后来发展到走路走多后疲乏了，也会出现后脑勺痛，她才觉得有点不对劲，主动去找医生。

一番检查下来，医生说在她的颈部动脉发现原发性斑块。"医生看我的指标，还说低密度脂蛋白胆固醇（后文简称"低密"）水平偏高，可能是原发性的，建议我吃降脂药。"赵姐告诉我们。

低密是正常空腹血浆的主要脂蛋白之一，是血脂四项或七项检查常用的检查项目之一，是动脉粥样硬化性心脑血管疾病的重要危险因素。

低密度脂蛋白水平偏高，又称之为高低密度脂蛋白血症，可以同时合并高胆固醇血症及高甘油三酯血症。医学上认为，低密度脂蛋白偏高，大致有以下几种原因。

（1）原发性血脂异常，原因不明确，可能与饮食、运动、家族遗传、雌激素撤退等有关。

（2）继发性血脂异常，包括代谢综合征（如糖尿病、高血压等全身系统性疾病），甲状腺功能减退症以及系统性红斑狼疮等。当然，饮食、运动等生活方式也可激发或加重继发性血脂异常。

（3）由药物所致，如糖皮质激素、抗精神病类药物等。

从赵姐的身体情况看，"继发性血脂异常"和"由药物所致"的原因是不存在的，所以，医生推断她"是原发性的"。

一般来说，单纯早期原发性高血脂没有明显的症状，体检时可以发现。

在体检时，血脂中的低密度脂蛋白的正常范围是小于3.90mmol/L。医生之所以建议她吃降脂药，是因为体检时发现她的"低密度脂蛋白"指标已超过5.0mmol/L了。

遵医嘱，连续吃药2个月后，赵姐跑到医院验血，血脂中的低密度脂蛋白指标顺利降到了3mmol/L多。她很高兴。但考虑到"是药三分毒"，她开始在吃降脂药方面"偷懒"了，三天打鱼，两天晒网，偶尔吃，偶尔不吃。结果，半年后，做检查时，发现"低密度脂蛋白"指标又升到了4mmol/L以上。自己吃药"偷懒"的小动作也被医生发现，于是又乖乖做回了听话的患者，吃了1年多的降脂药。

　　赵姐是个好学的人。有一回,她在听健康讲座时,听说慢病可以通过健康管理、改变不健康的生活方式得以痊愈时,她立马就来劲了。"可不可以通过健康管理,让我的血脂指标正常,从而摆脱吃药? 我想试试!"她态度坚决地说。

　　详细了解赵姐的情况后,我们在想引起她血脂升高的原因可能与遗传有关,也可能与代谢有关。

　　所谓"知己知彼,百战不殆"。

　　我们发现,赵姐很爱美。这方面,她的观点很明确:"女性,总要身材好一点的。哪怕年纪大起来,也不能将就!"

　　为此,一直以来,她都非常注重进行身材管理。而她采用的原始办法,就是控制体重。"我1.60米的个儿,将体重保持在53~56公斤,每天走路轻盈。大概8年前,体重居然飙升到了59公斤,而且就长在腰围这一圈,影响到身材美观。我就觉得要控制了。"赵姐介绍。

　　刚好那会儿,赵姐家楼下有家"拔罐"的店面,她就想到了"拔罐减肥"。

　　店家跟她有言在先:"拔罐"是可以起到减肥作用的,但要作用明显,还是要吃苦头的。赵姐听了,点头答应了。

　　后来,赵姐才明白,这"吃苦头"采用的是"饥饿疗法"。"那段时间,我基本上把早饭吃得好一些;面包、馒头、坚果以及水果、黄瓜,轮换着来。中午在单位食堂,吃菜,不碰米饭等主食。我的晚饭,基本上就是1个苹果,有时候实在饿得慌,就稍微吃点菜。"赵姐告诉我们。

　　在"拔罐"方面,赵姐是隔天去拔罐的。就这样,拔罐+饥饿疗法进行 1 周后，赵姐的体重降了 1.5 公斤；1 个半月后，降了 3 公斤；3 个月后，降了 6 公斤。其后 8 年间，她的体重一直维持在 53 公斤左右。

直到确诊了高血脂、吃上了降脂药，赵姐就纳闷："饥饿疗法"，还会得高血脂吗？

听了赵姐的讲述，我们仔细分析她近 10 年来的营养摄入，发现肉类和蛋白质是明显偏少的，久而久之，就会造成营养缺乏，进而导致代谢功能紊乱。

为此，我们建议她调整饮食结构：第一，营养全面；第二，增加肉类和蛋白质的摄入量，特别是牛奶和鸡蛋；第三，考虑到她已经有高血脂了，应尽量杜绝那些高脂肪、低蛋白的食物，多吃低脂肪、高蛋白的食物。

"牛奶和鸡蛋这两样，我是从小都不要吃的。现在没办法，为了身体健康就吃了，总比吃药好。"赵姐说。

不得不说，常年来非常自律的赵姐早就养成了持之以恒的习惯。正如她自己所说的："我一旦下定决心，就会坚韧不拔！"参加健康管理 3 个月后，赵姐的血脂指标就回归正常了。现在，她也实现了不吃药的目标。

心细的她还观察到了一个小现象，这是关于黑眼圈的。"这个黑眼圈，我从 30 岁开始就有了。"她说，"现在居然也消失了。不知道是否跟我改变了生活方式、饮食习惯有关？可能现在注重饮食、科学营养后，体内各方面的营养都不再缺乏了吧。"

13 吃了11年的降压药，为什么能停掉？

59岁的张姐，在我们的客户群中算年轻的。2023年春节后，她找到我们，也是因为高血压。

"我的血压升高已有11年。每次找医生看，都是加药、加量。结果，血压不仅没有被控制住，还越来越高。你们有办法吗？"那时，张姐不仅情绪激动，甚至连她的声音都带着哭腔。

我们劝她不要急，坐下来一起找原因。

根据经验，导致高血压的因素有遗传、超重、过量饮酒、体力活动不足、不良的生活习惯等。

为了准确寻找，我们和张姐一起采取了逐项排除法。

张姐生活在湖州市南浔区，就在家附近的小镇上开了家服装店。她1.60米的个子，将体重保持在52.5~54.0公斤。她没有家族遗传因素，从不饮酒，体格偏瘦，过去生活在农村，干起活来是一把好手。一项项因素被排除后，最终，我们把主要目标定格在不良的生活习惯或不健康的生活方式上。

"会不会是一直以来吃得太咸了而引起的？"张姐沉思着说道。

她不经意间的这句表述，引起了我们的重点关注。

真的是"开店容易，守店难"。据张姐介绍，开服装店并不太忙，一个人守店时闲下来特别难挨，她就喜欢弄点咸的东西在嘴里嚼。腌制的橘子皮、自家腌的咸菜……是她常吃的。有时，碰到几个熟悉的小姐妹来串门，大家一起就吃得更欢了。"那时候，我们啥都不懂，也不注意。只要有得吃，怎么方便怎么来。"

张姐说她第一次得知自己有高血压，还是在2012年。生活在小镇上，也没什么医学常识，她去找镇上的医院看病。医生建议她吃降压药，她也就吃了。

但她爱吃咸的饮食习惯却一直没有改变。

"刚开始吃药那几年，还能稳住血压。有一阵子，我妈妈的身体不舒服，我很担心，血压一下子又升高了。去找医生时，医生说加点药量吧。"张姐说，"到2022年，血压还是控制得不好，越来越高，冬天时收缩压好一阵都在150~160mmHg。医生还是建议增加药的剂量。我都有点害怕了，心想，降压药这么吃下去，会不会引起身体别的部位不好了？"

"还有一点，因为担心吃胖，长期以来我都不敢吃鱼、虾、肉，睡眠也不好。这个会不会也是导致血压居高不下的原因？"张姐一脸着急地问我们。

从张姐的情况看，我们分析：她的高血压，可能是由2个主要原因引起的，一个是长期吃得太咸，一个是营养不够而导致的睡眠不好。这两种，归根到底都是不健康的生活方式。

　　吃得太咸是会引起高血压的。临床研究发现，不健康的饮食习惯是高血压的重要的危险因素。钠的摄入量与血压水平以及高血压患病率，均呈正相关的关系——长期吃得太咸，即高盐饮食可显著增高血压。

　　需要注意的是，有的人喜欢吃腌熏类食物。这类食物的含盐量也较高；长期食用，同样会引起血压的升高。

　　另外，睡眠不好也可能引起高血压。

　　比如张姐这样，长期少吃鱼、虾以及各种肉类食物，体内蛋白质缺乏，容易引起营养不足。一般情况下，营养不足或营养不良时，人体容易缺乏某些重要的营养素，例如维生素D、铁、蛋白质等，可能会影响睡眠质量和睡眠的持续时间，容易导致失眠。

　　这是一个循环。

　　我们知道，睡眠不好会对血压有一定的影响。有的人偶尔几次睡眠不好就会有血压偏高，但是一般在调整睡眠后会恢复正常，不至于引起高血压。但如果长期失眠或睡眠质量不佳，容易引起高血压。因为长期失眠或睡眠质量不佳，会引起人体自主神经功能紊乱，引起心跳加快、血管收缩，情绪紧张、焦虑，促使血压增高。

　　对于张姐的情况，我们给出的建议就是：调整饮食习惯，改变生活方式。

　　张姐是个直性子，说做就做。

第一，改变口味。"现在才知道，我以前喜欢吃咸的，口味太重，不利于健康。"张姐说，"刚好我也看到世界卫生组织2023年3月发布了首个减少钠摄入量的全球报告。他们建议：成年人每人每天的食盐摄入量不超过5克。是要好好地纠正我的口味，尽量吃得淡一点。"

第二，改变早餐习惯。以前，张姐家的习惯就是泡饭+咸菜，再简单不过。"现在，我们全家早饭都不吃泡饭了！"以张姐为例。张姐现在的早餐是2个鸡蛋，外加新鲜的蔬菜和山药、南瓜、土豆、玉米等。

第三，改变不吃肉的习惯。鱼类、虾类、肉类，轮换着来，每天至少吃150克。

第四，改变零食习惯。适量吃牛肉干、花生、核桃以及开心果、杏仁、碧根果等。

"管住嘴，真的是要这么做！你们看我，很快就见效果了！"张姐说。就在"管住嘴"后的10天，张姐的血压趋向正常，睡眠也一点点好转。1个半月后，血压指标一直维持在正常的范围内，她开始尝试着将降压药慢慢减量，直至完全停药。

"你们看我，以前脸色是灰暗的，整天紧张兮兮的。"张姐高兴地说，"现在，血压正常了，睡眠变好了，脸色也亮堂起来了。我最近出门，大家都夸我满面红光。"

这就是张姐"告别"高血压的故事。她嘱咐我们："一定要写下来，我这是以身说法，告诉大家，改变不健康的生活方式，可以将某些慢病'治'好。"

张姐健康管理前后部分指标对比

对比数据	管理前	管理2个月后
收缩压(mmHg)	176↑	130
舒张压(mmHg)	90↑	88
钾(mmol/L)	5.56↑	4.84
尿隐血试验(正常范围:阴性)	阳性(2+)	阳性(1+)
镜下红细胞(正常范围:<2HP)	11~30↑	3~5

14 同吃一锅饭,为什么胖瘦会不一?

"你烧的菜太咸了! 我看到就没胃口了,不好吃。"

"下次你来烧。不要太淡了!"

……

都说"老伴老伴,老来伴",王叔叔和黄阿姨这对老夫妻,真是有趣得紧。我们跟他们在交流的时候,他们两人还在认真讨论烧菜咸淡的问题。

他们老夫妻的体重也很有趣。王叔叔78岁,体重88公斤;黄阿姨77岁,体重只有47公斤。王叔叔胖,最重时曾经达到99公斤;黄阿姨瘦,她说50公斤是她的努力目标。

结婚50多年,夫妻同吃一锅饭,为什么却成了胖、瘦的两个典型? 这成了我们关注他俩的一个焦点。

也许有人会说,胖与瘦这个话题,有什么好说的? 有的人天生就胖,就是喝白开水也长肉;有的人打娘胎里出来就瘦,撑死也不会胖的。这样的理论,是从遗传的角度去讨论的。

胖瘦之分,除了遗传,还跟饮食和某些疾病等因素有关。

从王叔叔和黄阿姨的情况看，他俩身子骨都还硬朗，看似可以排除疾病的因素。

经过多次交流，我们发现，这可能还是跟他俩的饮食习惯有关。具体来说，就是饮食量的多少和个人口味。

王叔叔爱吃，胃口也好，用他自己的话说，"要是碰上对胃口的、好吃的，就是想吃就吃的那种，一顿狂吃。"真是一点也不加控制的。

黄阿姨可不是这样的。她吃得很少，吃什么都提不起劲。

再来说口味。按理，同为一家人，生活在同一屋檐下，结婚又几十年了，饮食习惯特别是口味逐渐趋于一致，是我们平时比较常见的。

可他俩却不是这样的。有时在我们看来，甚至有点南辕北辙了。王叔叔爱"咸"，甚至是特咸的那种；黄阿姨喜"淡"。两人为此，没少拌过嘴。

王叔叔爱"咸"，可以追溯到他小时候的生活。举个例子，他是杭州人，杭州人爱吃鱼。"那个时候的生活条件差，我爸爸有个拿手菜，就是把鱼买来，杀好洗净腌一晚上，第二天稍微沥干，放在油里炸，类似酥鱼。"王叔叔说，"这鱼香喷喷，放上几天都不会坏，是很好的下饭菜。就着这个，我一下子能吃好几碗饭。"

都说男伢儿胃口好。王叔叔说他现在吃早饭，如果放开肚子吃，可以喝掉三大碗泡饭。他的好胃口，跟他当兵的经历也有关。1968年，他跟随部队驻防在广西，因为不习惯当地的饮食，他就喜欢就着豆腐乳吃饭，"连续吃了半年，居然养成了爱吃豆腐乳的习惯。"王叔叔说，"那个时候，我很瘦。"

后来转业回到杭州，家里人心疼他太瘦，就给他大鱼大肉地补。王叔叔表示，久而久之，他的体重就上来了。

但他吃咸的习惯一直没有改变。家里偶尔由黄阿姨掌勺，菜稍微淡点时，他就要加块豆腐乳吃才觉得过瘾。

从一个标准的瘦子，吃成了一个标准的胖子。"真的是吃出来的！"他说。他家住在5楼，"最胖的时候，我连下楼、上楼都不大愿意，气喘吁吁的，难受！"

和王叔叔相比，黄阿姨刚好完全相反。曾经下过乡、插过队的黄阿姨，就喜欢吃得淡一些。"我们家以老王在厨房掌勺为主，他烧的菜偏咸，我一尝觉得不好吃，就不要吃了。"黄阿姨说。久而久之，黄阿姨给人的印象就是胃口很不好。

我们还发现，黄阿姨家挑食。按照黄阿姨的说法，就是如果一段时间里包心菜上市，家里就天天吃包心菜；南湖菱角上市后，一段时间里又是天天吃南湖菱角。从营养丰富性的角度看，他俩的吃法是在饮食上片面了，所谓"剑走偏锋"，容易造成营养不够全面。

针对他俩的饮食方式和饮食习惯，我们给出的建议如下。

王叔叔应该改变吃"咸"的习惯，毕竟吃得过咸，对他的高血压和高血糖都是不利的；同时，王叔叔还应控制食量，三餐饮食吃七八分饱就可以了。

对于黄阿姨，我们则建议她尽量要多吃一点。因为吃得过少,长期营养不够的话,也会出现一些症状,比如贫血、精神萎靡、记忆力严重退化、容易感冒、骨质疏松等。

同时,从菜篮子的丰富性上来说,他家吃的品种得丰富起来,无论是肉类、蔬菜还是水果、粗粮,都得科学搭配,才能做到膳食合理、营养全面。

我们记录下这个案例,还是想告诉大家:健康,真的是"吃"出来的。人的个子高矮,那是天生的,没法改变;但是对于过胖或过瘦,我们是拥有决定权的。

对于不良的、不正确的生活方式或生活习惯,我们一定要想方设法、一点点地予以纠正,然后大声告诉它们:好走,不送!

王叔叔健康管理前后部分指标对比

指标	管理前	管理后
体重(kg)	86	78
空腹血糖(mmol/L)	6.95↑	5.4
总胆固醇(mmol/L)	5.26	4.16
甘油三酯(mmol/L)	1.52	0.96
低密度脂蛋白(mmol/L)	3.15	2.59
高密度脂蛋白(mmol/L)	1.9	1.58
总胆红素(μmol/L)	22.4↑	13.9

黄阿姨健康管理前后部分指标对比

指标	管理前	管理后
体重(kg)	43.8	46.4
尿白蛋白(mg/L)	33.2↑	正常
C-13呼气试验	6.9dpm(+)	−2dpm(−)

15 已经吃得很少了,为什么血糖还偏高?

因为空腹血糖指标控制得不是很理想,76岁的宣叔叔最近一阵子的心情不是很好。

"就最近一段时间,空腹血糖指标有点波动,要到7mmol/L多。今天早上,我测的是7.4mmol/L。"宣叔叔说,"餐后2小时后再测,又都正常了。不知道是什么原因?"

说实话,跟我们介绍情况时,宣叔叔一脸凝重。因为他担心:在自己这个年纪,万一血糖控制得不好,将来出现糖尿病并发症,可怎么办?

宣叔叔当兵出身。年轻时,他的身体可是一级棒,招兵体检时通过了飞行员体检,因为家庭成分的因素,政审未过,最终去了空军地勤部队。

部队转业时,他去了杭州一所高校的实验室工作。因为喜欢运动,闲来常跟学生们玩在一块儿,足球、篮球都不在话下,他也喜欢爬山。

因为爱好运动,他的体型一直保持得不错,目前,体重保持在60公斤左右。

一直以来，他也相信运动和锻炼的作用。比如一度他也有高血压，收缩压超过 140mmHg，在医生的建议下他也吃了一段时间的降压药。有一次，他看到这么一句话："加强运动一般是可以降低血压的。"

这让他如获至宝。

对于其中的原理，他研究得很透彻。"加强运动，一般能够促进身体的血液循环，并且还能够促进体内的脂肪代谢，同时还能够促进身体的新陈代谢，所以，运动能够有效地降低血压。"他说，"不过，运动的时候需要注意掌握正确的方法，尽量避免做剧烈运动。可以做一些有氧运动，比如慢跑、游泳、打太极拳等，以免导致身体劳累，从而引起血压升高。"

在众多的有氧运动项目中，考虑到他工作的高校有足够大的运动场地，他选择了慢跑。在 400 米一圈的运动场，他会一口气跑上 10 圈。

另外，考虑到单杠、双杠运动可以促进血液循环，促进新陈代谢，对治疗高血压也有一定的好处，他也会同时练单杠和双杠。

就这样，加强运动 3 个月后，加上饮食合理，他曾经的高血压逐渐趋于正常。"这让我对运动与慢病之间的关系，有了全新的认识。"他说。

10 多年前，也就是他 60 岁退休后不久，他的血糖就有点偏高，在 6.1~6.5mmol/L。"那时候，对于血糖没有正确的认识，不把它当回事情，也就没在意。"宣叔叔说，"同样，根本不去'反省'自己在生活方式上有哪些是做得不对的。"

不在意之余，对于高血糖，他几乎照搬了对付高血压的那一套办法——加大运动量。甚至在慢跑的基础上，还增加了一个项目：爬山。

"我一般在早上6:30—7:00出门，从黄龙洞这边上去，一圈下来到8:30下山，大概能有1万多步。"宣叔叔说。

起先，他是不吃早饭就去爬山的。后来，听说空腹运动对控制血糖非常不利，他也改变了吃早饭的习惯，改成吃完早饭后才去爬山。

运动有助于降低血糖吗？对此，他曾经去请教过医生。医生告诉他：有规律、适度的运动，对控制血糖是有好处的。因为运动可提高胰岛素的敏感性，增强胰岛素和受体的亲和力，从而帮助胰岛素发挥正常的生理功能，起到辅助降低血糖的作用。

可让他感到奇怪的是，对于高血糖来说，他那加大运动量的做法，似乎没有像高血压那样"神奇"。无奈之下，他只有听从医生的建议，吃上了降糖药。同时，在饮食方面，他也尽量控制食量，以免导致血糖升高。10多年的降糖药吃下来，还算相安无事。

就在2023年春节过后，他发现自己的空腹血糖指标开始波动，时好时不好。半年过后，依然如此。私下里，他有点着急了，找到我们想找原因。

我们觉得，他平时在运动和饮食方面都非常注意了，也没有糖尿病家族史，血糖指标偏高又发生在"空腹"测量这一关，会不会跟前一天晚上的饮食有关？

通过仔细摸排，我们发现：宣叔叔爱吃零食，而且是在晚上看电视时吃上一些。"我和老伴都喜欢边看电视边吃零食，不过我俩是分开买的，因为喜好不同，基本上，她吃她的，我吃我的。"宣叔叔介绍。

"宣叔叔，那2023年以来你主要吃了哪些零食呢？"我们问他。"主要是油炸蚕豆。"他说，"有人介绍说这个好吃，我一吃也觉得不错，就一下子买了不少，天天晚上看电视时吃点。"

看来，让宣叔叔空腹血糖指标偏高的罪魁祸首就是"油炸蚕豆"了！看着眼前一脸沮丧的宣叔叔，我们还真有点哭笑不得。

对于糖尿病患者来说，一般得在饮食上控制总热量的摄入，少吃或不吃高盐、高糖以及油腻的食物。油炸蚕豆的含热量高，而且含盐多，长期摄入会导致血糖升高，加重糖尿病的病情。

考虑到宣叔叔有吃零食的习惯，所以我们建议他：晚上看电视时可以稍微吃点零食，但是就不要再吃油炸蚕豆了，可以改吃原味坚果、原味瓜子之类的，而且要控制量，建议每天的摄入量在10克左右。

从宣叔叔身上，我们再次体会到了"管住嘴"的必要性和重要性。严格来说，在"迈开腿"方面，他已经做得不错了；在"管住嘴"方面，也一直在坚持。可这个"管住嘴"就是管住食物的诱惑，也许比"迈开腿"还要难以坚持。

人生贵在坚持，健康也一样。

坚持什么呢？坚持正确的、健康的生活方式。

就以上这一点，80岁的杨伯伯说他深有感触。杨伯伯有"四高"——血压高、血脂高、血糖高、尿酸高。因为肾脏不好，腿浮肿，以前他还常年吃中药，笑称自己是个"药罐子"。

1年前，在老伴的带领下，他开始系统地学习健康知识并进行健康管理。原先，他不爱吃水果，喝水也喝得很少。"现在我只要喝得下，就尽量多喝水，无非就是多上几趟厕所。"杨伯伯说，"水果，也是在不影响'四高'的情况下，尽量换着花样吃。"

一段时间下来，他说自己不仅食欲增加了，精神状态变好了，而且血压、血糖等"四高"都控制得很好。他脸上的笑容增加了，也爱出去走走了。

目前，他的降压药、降糖药的用量都已减半；腿部也不肿了，所以就连以前常年吃的中药也停了。"生活方式正确了，健康是可以'管'出来的。现在，我对此坚信不疑，也对自己充满信心！"杨伯伯说。

宣叔叔健康管理前后部分指标对比

指标	管理前	1个月后
体重(kg)	62.0	62.3
空腹血糖(mmol/L)	7.62↑	5.47
甘油三酯(mmol/L)	0.8	0.62
总胆固醇(mmol/L)	4.68	4.00
低密度脂蛋白(mmol/L)	2.82	2.02

16 血糖管理，为什么不能自己瞎折腾？

　　健康是管理出来的。没错！可在管理的过程中如果还是一知半解或者不甚了了，那结果可就不一定会理想了，比如，我们今天要讲的血糖。

　　在健康管理的过程中，我们碰到过这么2个案例，比较典型，整理出来跟大家聊一聊。

　　现实生活中有不少人认为，糖尿病只有家族遗传才会得。78岁的吴叔叔和66岁的周叔叔几十年前也是这么认为的。显然，这是健康误区。

　　当然，他俩是不认识的，只不过碰巧都成了我们的健康管理客户，在很多方面都比较相像。

　　年轻时，老三届出身的吴叔叔在银行系统工作。跟我们大多数人一样，他从小过惯了苦日子。"有了好吃的，就拼命吃，不懂得节制！"他说，"这就为血糖升高埋了雷。"

　　大家还记得吗？以前雪碧、可乐等饮料流行时，单位里逢年过节特别是夏季"送清凉"发的福利，基本就是这些饮料了。银行系统的福利不错，也发这样的碳酸饮料，吴叔叔觉得堆在家里占地方，扔了又可惜，把它们咕咚咕咚全喝进肚里了。

还有一阵子，吴叔叔主管单位里有干部培训和业务接待，天天应酬不断。久而久之，他整个人开始发胖。

发病那一天，他至今记得清清楚楚：那天他正走在去单位食堂的路上，突然感觉全身饿得没有力气，而且头上直冒汗。"当时的感觉，真恨不得抢别人手上的馒头来吃。"他说。

那会儿，他和家人一点儿都不懂糖尿病方面的知识，也没往这方面想。"那天到家，家里人以为我是饿成这样的，还用猪油拌白糖做成饼，把饼炸了给我吃。重油重糖！"吴叔叔说，这样的操作完全是健康方面的"小白"，现在想想都觉得好笑。

后来去医院做了检查，医生告诉他血糖值异常。他得了糖尿病时，他和家人都觉得难以接受。"在我们的观念里，一直以为糖尿病是家族遗传性毛病，只有遗传才会有。"吴叔叔表示。

66岁的周叔叔以前也是持这种观点的。

周叔叔以前在甘肃省兰州一所高校工作。20世纪90年代，同样因为工作上应酬多，打开了他那暴饮暴食的模式，1.70米的他最胖时体重达到80公斤。1998年的体检令他至今难忘，就在那次体检时他被查出血糖高了。"仿佛一夜之间，就被确诊得了糖尿病，这完全颠覆了我的认知。"周叔叔说，"那年，我才41岁！"

家族里又没有糖尿病史，我怎么会得糖尿病呢？周叔叔说他因为完全"不懂"，所以刚开始害怕得"不能接受，很痛苦"。

后来，他才渐渐明白，尽管目前的糖尿病还不能根治，但是可以通过生活方式的调整和积极配合医生来控制血糖。

那会儿因为还年轻，周叔叔采用的方法是在自我饮食控制的基础上，通过加强运动来消耗体内能量。比如他喜欢打乒乓球，"如果某天吃多了水果，我通常会主动去打乒乓球，锻炼1~2个小时，把过多的能量消耗掉。"

这些年，通过药物控制和自我调理，他的空腹血糖基本在7mmol/L左右。后来，随着自己储备的医学常识越来越多，他逐渐意识到控制血糖是一项非常复杂的"系统工程"。因为临床表明，影响血糖的因素众多，只有找准原因，对症下药，才能破解血糖居高不下的难题。

另外，随着年岁增长，周叔叔还有一个担忧：以后80岁时，如果出现糖尿病并发症，可怎么办？

回过头再来说说吴叔叔。"但那会儿因为大家对糖尿病的认识不够，我也没当回事。"吴叔叔说，"那会儿我除了人胖一点，其余都还蛮正常的，也不影响吃饭的胃口，不影响睡觉，不影响任何活动，体力上也没什么改变。没有想到的是，管理得不好，糖尿病是很容易有并发症的。"

腿部静脉曲张、身上出现褐色斑点、尿蛋白升高、眼睛出现白内障、前列腺两个指标处于临界点……找到我们来做健康管理时，吴叔叔的空腹血糖指标达到9mmol/L多，并且出现了糖尿病并发症的诸多症状。

针对吴叔叔和周叔叔的情况，我们分头给他俩制定了个性化的健康管理方案。目前，他俩的血糖指标都被控制得较为理想，吴叔叔的空腹血糖在 6.1~6.2mmol/L，周叔叔的在 5.0~6.0mmol/L。

控制血糖，真的是自己瞎折腾还不如专业人士指导！就这样的感慨，他俩最近频频跟我们说起，也不断告诉身边的糖尿病患友。

血糖为什么总降不下来？这是因为影响血糖的因素众多，涉及饮食、运动、用药、心理等多个方面，具体到每位个体又不尽相同。

除了控制饮食和运动外，我们也要在专业人士的指导下，仔细盘点一下自己的生活习惯和生活方式到底是否健康。久坐、熬夜、压力过大、情绪波动等，也会导致血糖控制不佳。

说到情绪，有的人会有些不理解，他们觉得"听说过情绪波动会影响血压，但从没听说过血糖也会受影响"。有的人没听说过，不等于它就不存在。

紧张、焦虑、悲伤、失眠等不良情绪，会引起交感神经兴奋，使儿茶酚胺等升高血糖的激素分泌增加，会导致血糖升高。临床观察发现，夜间失眠是导致空腹高血糖的重要原因之一。因此，情绪稳定、适当运动及良好的睡眠对保持血糖稳定非常重要。

17 减重，为什么还能进行正常饮食？

在我们健康管理的人群中，前来减重的阿姨有不少。我们跟大家聊聊如何科学减重这个话题。

我们翻了翻阿姨们的陈述与介绍，发现她们有些共同特点：都说自己是易胖体质，普遍患有"三高"等常见的慢病。

什么是易胖体质？

> 医学上认为，天生的易胖体质是有的，但那只是极少数人有；而大多数是因为不良的生活习惯和饮食习惯引起的。
>
> 所以，在定义上，对于"易胖体质"，医学上是这么认为的：通常属于易胖体质的人群，是指机体基础代谢较低，摄入过多的能量，但是机体无法将多余的能量消耗，导致过多的能量以脂肪的形式储存在体内，引起肥胖现象。

从这个定义上，我们就可以找到"易胖"的原因："摄入过多的能量"和"过多的能量储存在体内"。是什么意思？言下之意，还是"吃多"了，饮食"过度"了。

"嗯，确实是'吃'出来的。"这一点，72岁的邵阿姨表示赞同。

邵阿姨的胖，稍微有点特殊。她是生病后补充营养，结果就把自己补"胖"了。

46岁时，邵阿姨因胆囊阻塞引起肝炎发作，死里逃生过一次；痊愈后又复发，后面的体质就差了。病情得到控制后，家人们觉得她的营养得跟上，想方设法给她补各种各样的营养。加上邵阿姨的双腿关节不好，医生还建议她做手术换关节（最终没有进行手术），其属于长期坐着、运动量过少的那种。久而久之，她的体重慢慢就上去了——1.55米的个儿，体重最高达到68公斤。

让邵阿姨下定决心要减重的原因，是她也觉得"越来越胖，连肚子摸上去都是硬硬的。这肯定是不对的，会影响健康"。

75岁的王阿姨，则是循序渐进式的"胖"。年轻时，王阿姨也不胖，1.63米的个儿，体重是55公斤，身材非常标准。大概50岁之后，还是跟以前那样照吃不误，导致她的体重每年以1公斤的速度上升，最高时曾经达到78公斤。血压、血脂、尿酸、血糖指标均处于临界点，她开始重视，觉得该"管管"自己了。

67岁的徐阿姨，她说自己不知不觉间就胖了。徐阿姨以前在单位，属于拼命三郎式的人物，为了评上先进称号，她可以拼了命地干。20世纪80年代，徐阿姨辞职下海，经历了不少波折，也弄得全身小毛病不断。那个时候，她很瘦，甚至称得上瘦弱型。所以，一直以来，她在饮食方面根本就是一点也不注意，后来重到65公斤，血压、血脂、尿酸指标都高，还差一点发生脑梗，她才下定决心要进行健康管理了。

一般人觉得，邵阿姨是因为要养病、养身体才"吃"胖的，尚属情有可原。但像王阿姨、徐阿姨这样，基本是在更年期之后慢慢胖起来的，都是不懂得科学养生造成的，纯粹是稀里糊涂"吃"出来的——她俩，对普通人来说，更具典型意义。

人到中年，特别是女性进入更年期之后，身体各方面都在退化，新陈代谢也会随之减慢。其中，最明显的表现就是脂肪容易堆积，身体极易发胖，皮肤干燥起皮，这都是可以从外部观察到的，肉眼可见。

这时候，女性如果还是像以前那样不在饮食结构和生活方式上及时做出调整，很快就会慢慢发胖。王阿姨、徐阿姨，大致就属于这种情形。

也许有人会说：像3位阿姨这样的都要减重，大概是要"吃点苦头"——饿上一番的。其实不然。如果采用"饥饿疗法"，不仅不科学，而且阿姨们毕竟都已经到这个年纪了，搞得不好还会引发别的疾病，得不偿失。

阿姨们减重时，完全可以进行正常饮食。

注意，我们这里说的"正常饮食"，并不是指还是像以前那样吃，以前那是"过度饮食"了。

正常饮食，是指建立在全面营养基础上的科学饮食、合理膳食。

具体来说，可以把握以下一些原则。

一是数量合适。每次进餐时，保证七八分饱，避免暴饮暴食，以免摄入的热量超标，不利于身体健康。

二是品种多样。保证各类食物之间合理搭配，全面覆盖谷类、豆类、蔬菜、水果、肉类、蛋类等，避免食物单一，以免导致营养失衡。

三是定时进餐。每天在固定的时间进餐，避免因熬夜、晚起等导致进餐延迟，以免扰乱机体生物钟，不利于胃肠道健康。

四是适量运动。适量运动可以增强人体新陈代谢的能力，延缓器官老化，并且能有效避免老年痴呆、肥胖等疾病，从而使机体正常、平稳地运行，有效提高生活质量。

对老年朋友来说，还应盐油少量，限酒控糖。减少糖分、脂肪、碳水化合物的摄入，以达到控制体重的目的。

实际生活中，有的人还会问：既然都减重了，是不是就不能正常吃饭了？

就这个问题里的"吃饭"，要看大家具体怎么理解了。

第一，如果这是指米和面等主食，那减重过程中当然得控制其摄入量了。比如说以前每餐吃的是一碗饭，那现在就少吃一点；而且一日三餐，也不要再像以前那样顿顿都吃主食了，可用粗粮、杂粮来替代部分。

第二，如果"吃饭"指的是"饮食"的意思，那上面针对正常饮食已经说得非常清楚了，大家可以对照着去做。

说到这里，你如果还是有点"懵"，不知道一日三餐到底应该具体怎么操作，那我们就拿王阿姨和邵阿姨目前的饮食来说说吧。

王阿姨是这么吃的：早餐，山药、土豆、玉米等主食100克，水果若干；中餐，120克优质蛋白（比如蛋、鱼肉、虾肉或鸡肉、鸭肉、猪肉、牛羊肉等），150克蔬菜（每天换着来）；晚餐，120克优质蛋白+80克蔬菜+一点点的主食。

邵阿姨说她的胖，除了铁皮枫斗、灵芝孢子粉等营养品外，也有剩菜剩饭+豆腐乳的功劳。现在，饮食结构上，她把握的是高蛋白、低热量以及多样化的原则。就拿粗杂粮来说，除了玉米、土豆、南瓜、红薯、山药等常见的品种外，她还准备了黑米、藜麦、玉米碎、小米、豆类等多样化的品种，有时候就是吃白木耳红枣莲子等汤羹类。在水果方面，则是"红黄蓝紫白"各种颜色的搭配着来；在蔬菜方面，也是各种各样的搭配着吃。

最后说说"战果"吧。邵阿姨已从68公斤减到了61公斤，她的目标是再减5公斤；王阿姨1个月减了1.5公斤，她的目标是半年（6个月）减重10公斤；徐阿姨2个月一下子减重5公斤，她说体重维持在60公斤就可以了。

18 瘦的人，为什么也会有脂肪肝？

就跟许多人误以为高血脂是胖子的"专利"一样，脂肪肝也有不少人认为只有肥胖者才会有。

瘦的人，实际上也可能会得脂肪肝。

袁阿姨有69岁了。2022年5月，体检查出她有脂肪肝且是中度时，她自己都有点不相信。"原先我是一点也不胖的。我1.62米的个子，那会儿体重在55公斤，应该说蛮标准的！为什么会有脂肪肝呢？"

医学上，脂肪肝是指脂肪在肝脏中过量堆积，从而影响肝脏正常功能的一种病变。

"怎么办？脂肪肝会不会像有的慢病那样是不可逆的？"找到我们时，袁阿姨心急火燎的。那阵子，她的血糖也有点不稳定，有时正常，有时又会升到7mmol/L以上。

我们告诉她，虽说脂肪肝是非常复杂的一类疾病，引发的原因也很多。其主要是因为不良的生活习惯（如长期饮酒）、内分泌代谢异常、营养过剩等引起的。但一般而言，脂肪肝属于可逆性疾病，如在早期得以诊断并得到及时治疗的话，是可以恢复正常的——即可治愈的。

听了这话，袁阿姨的表情才算慢慢正常起来。

那么，瘦的人是怎样引发脂肪肝的呢？研究表明，引发瘦子脂肪肝的原因，可能是人体为满足能量的供应，调动身体之前储存的脂肪到肝脏，然后将其转换成葡萄糖，导致脂肪在肝脏过度地堆积，进而发生脂肪肝。

听我们这么一说，袁阿姨可高兴了。她表示："我可能也是属于营养过剩引起的！"

据袁阿姨介绍，她常年保持在53~55公斤。2020年，她的腹部做了一个手术。为了让她尽快恢复，家里人拼命给她补充营养——各种各样的都有，比如甲鱼、蛋白粉等。这么吃的结果，就是她的体重增长很快，一度达到60多公斤。用袁阿姨的话说，就是"整个人一下子胖了一圈，重了5公斤多"。

2022年，袁阿姨感染了新冠病毒。"我胃口很不好，慢慢又瘦了。"袁阿姨说，"这次，是瘦得有点过头了，最轻时只有51公斤左右。"

在恢复期，袁阿姨还出现一个症状：大便不好。"腹部老有一股气，乒乓球大小，有点硬，老在那里溜来溜去的。"袁阿姨说，"表现在大便上，就是有点像便秘，跟羊屎一样一小颗一小颗的。"

为此，她去找了医生。后面有个中医说她是气血不足，给她开了药方后，慢慢有好转。可她的脂肪肝指标，却是老样子。

后来，她想到要来参加健康管理。她说："我参加健康管理，一是让体重恢复正常，二是想让脂肪肝消失。如果能够通过饮食调理来解决这个问题，那是多么划算的事情！"

实际上，袁阿姨也是目睹了健康管理的成效后，主动要求参加的。她老伴患有高血压、高血糖这两种心血管疾病。"参加健康管理1年后，我家老头子的高血压、高血糖指标都下来了，接近正常值，效果蛮不错的。"袁阿姨说，"我也想试试，主要是想学会如何自己管理自己。"

我们记录下这个案例的时候，距离袁阿姨参加健康管理刚满2个月，她的情况是：体重已恢复到53.5公斤，脂肪肝指标也已下降到临界点以下了。"我很满意，还要持之以恒！"袁阿姨表示。

我们总结了一下，袁阿姨通过调理之所以能有这么好的效果，主要还在于她在两个方面做得非常不错：膳食合理，外加运动适量。

在饮食上，她的一日三餐非常干脆利落——

早餐：1杯牛奶、1个鸡蛋、100克杂粮，外加1包营养素补充剂（上午10时左右吃1次水果，约100克）。

午餐：100克杂粮、120克蛋白（肉类）、200克蔬菜（下午三四点钟，再补充1包营养素，外加1次水果）。

晚餐：和午餐的食量差不多，也是100克杂粮、80克蛋白质（肉类）、200克蔬菜。

（备注：在品种上，注重多样化，每天轮换着来）

在运动方式上，她主要选择了八段锦和走路。"特别是八段锦，锻炼的时候，需特别注意'呼'和'吸'，即调息的节奏。"袁阿姨提醒。

此外，袁阿姨在上老年大学的两个班：唱歌班和书法班。从健康的角度来看，这两个兴趣爱好都是非常有利于身心健康的。

首先看唱歌。唱歌除了能促进人体的新陈代谢、使人心情愉悦外，还能充分利用一呼一吸起到锻炼腹部肌肉的功效。

其次看书法。袁阿姨至今已学习书法9年，相继练习过楷书、行书、行草、篆书和隶书。无数事实证明，练书法有益于健康长寿，这可以从历史上许多高寿的著名书法家身上得到验证。

可别小看书法。研究表明，它是一项轻微劳动，是脑力劳动与体力劳动相结合、平衡性的一项劳动。挥笔书写，需凝神运气，同时运用到指、腕、臂力，能助长人的生机活力。经常锻炼，可使手腕运转灵活，舒筋活络，增加血液循环；也可让大脑随之得到运动，达到手、脑、眼并用的效果。

袁阿姨健康管理前后部分指标对比

指标	管理前	3个月后
空腹血糖（mmol/L）	7.51 ↑	5.8
餐后2小时血糖（mmol/L）	6.8	6.2
血压（mmHg）	112/78	115/75
甘油三酯（mmol/L）	0.84	0.43
总胆固醇（mmol/L）	7.62 ↑	6.61
低密度脂蛋白胆固醇（mmol/L）	4.09 ↑	2.02
高密度脂蛋白胆固醇（mmol/L）	2.25	2.54
脂肪肝	存在	消失

19 吃了糖尿病专柜饼干,为什么血糖指标还是高?

77岁的杨叔叔是个"老糖友"了,有近30年的糖尿病历史。

现在回过头去想想,他觉得自己的糖尿病是"吃"出来的。

杨叔叔年轻时当过兵,后来转业到地方后成了一名警察。"那个时候,在派出所工作,加班加点是常事,周一到周五连轴转。"杨叔叔说,"加班到凌晨一点的时候,肚子饿。于是就吃,每天吃到肚子'胀兮兮'才肯去睡。"

这也造成他整个人胖。他1.70米的个儿,体重高峰时曾经达到82.5公斤。

1994年,在杨叔叔47岁那年,他突然就瘦了,体重一下子从80多公斤掉到70公斤,轻了10多公斤。去医院一查,血糖指标在13.2mmol/L,医生判定他患有糖尿病,建议住院治疗。

"刚开始还好,吃降糖药控制住了。"他说,"后来又控不住了,经常波动。血糖好的时候在7.8mmol/L,不好的时候会飙到12mmol/L多。"

"不过有一点还好，我用了几十年的降糖药，一直没用胰岛素。"杨叔叔告诉我们。

几十年来，为了控制血糖，他也动了不少脑筋，就连亲戚朋友来帮他想办法。有人说土方子"灵"的，比如烧鱼不放盐，他试了，不管用；有人说试试在脚上、肚脐甚至后背贴膏药，他也试了，不管用。

"后来市面上开出来不少糖尿病食品专柜，我去买过专柜饼干吃了一阵子，也是不管用。"杨叔叔说，"这控'糖'，真是让人伤脑筋！"

他曾买过血糖仪，测得不算勤快，也不规律，有一搭没一搭的。不过，他倒是用血糖测量仪做过试验，就是分别吃过面条、馒头、大米等主食后，测量餐后2小时的血糖指标。"至今我还记得，都很高。其中，面条吃后2小时的指标最高，是26.6mmol/L。"杨叔叔告诉我们，"把我'吓'住了！从此，面条、馒头、大米这样的主食，我都不敢多吃。"

至今，他还是想不通：为什么糖尿病专柜饼干也不管用？

对于杨叔叔的疑惑，现实生活中有相当一部分的老年朋友也有。我国的糖尿病食品在1995年崭露头角。经过几十年的发展，有的开在大型商场或超市，为糖尿病食品专柜，有的则是糖尿病食品商店。

▌ 糖尿病食品专柜和商店，都在卖些什么？

我们来看看，如果把它们分类归纳一下，大部分可以归结为饼干、冲调、饮品、休闲食品等产品。

现在因为网络购物特别方便，不少老年朋友也选择在网上下单。如果在百度里输入"糖尿病专柜食品"，我们看到全网热卖的有：无糖桃酥、无蔗糖苦荞山药沙琪玛、无蔗糖低脂魔芋蛋糕、无蔗糖红豆千层面包、糖尿病人专用手撕全麦面包……

我们可以确认的是，所有的碳水化合物都是糖类食品。大家不妨分析一下，桃酥、蛋糕、面包、沙琪玛、饼干等糖尿病食品，基本还是以淀粉为主的食物，到了体内全变成葡萄糖。这时候，如果不通过运动把葡萄糖变为能量的话，血糖就会升高。而这，恰恰就是杨叔叔吃了这类专柜饼干后血糖依然还是升高的原因了。

也许有的人会说，不是有那么多无糖食品吗？那么，问题来了：糖尿病食品专柜或商店出售的商品真的无糖吗？

"无糖"是什么概念？

在一般人的心目中，这个"糖"可能指的是蔗糖，即在食物中加入的红糖、绵白糖、砂糖或冰糖。从这个意义上说，我们看到，糖尿病专柜宣传的"无糖"，指的就是没有蔗糖。

而对糖尿病来说，这个"糖"可不仅仅是蔗糖那么简单了。食物在胃肠道消化吸收后生成的葡萄糖，主要来源并不只是蔗糖。日常食品中的米与面等主食和块根类食物，它们虽没有明显的甜味，但却是食物中葡萄糖的主要来源。这些

93

食物的主要成分是淀粉。淀粉由许多的葡萄糖分子组成。

所以，糖尿病食品商店出售的无糖商品，实际上也添加了面粉、油，或者添加了其他物质。0蔗糖只能代表配料里没用蔗糖以及白砂糖、冰糖、红糖、赤砂糖、黄糖、黑糖、绵白糖、糖粉等这些含大量蔗糖的东西。但还是得注意配料表里有没有果糖、葡萄糖、结晶果糖、麦芽糖以及各种各样的糖浆，如果有且排得很靠前，那还是不建议多买，顶多偶尔尝一下。

说到这里，大家应该能明白了吧：所谓"无糖"的饼干、面包、蛋糕、桃酥等，对于糖尿病来说，真的就是一种概念上的偷换了。

那么，糖尿病控"糖"，如果从"管住嘴"入手，有什么好办法呢？办法是有的，那就是调整饮食习惯、控制饮食摄入的总热量。

目前，糖尿病治疗主要包括饮食治疗、运动治疗、药物治疗等。而饮食治疗，即调整饮食习惯、控制饮食摄入的总热量，是糖尿病治疗措施的基础，也是糖尿病患者有效控制血糖，进而减少或延缓慢性并发症的关键。

糖尿病饮食控制，实际上就是总热量控制，即将每天吃的食物所含的热量控制在一定的"量"以内。

明白了这一点，杨叔叔就主动开始戒酒限烟，并且找到我们，要求在营养师的指导下进行健康管理。

控住饮食这个"源头"后，仅调理了1个多月，杨叔叔的空腹血糖指标就降到了6.5mmol/L。"我很高兴。实际上跟着营养师，是学习科学膳食的方法，也是对我长期以来不健康饮食结构的调整。"杨叔叔表示,"现在,我的目标,就是保持血糖指标正常,尽量不要引起并发症。"

杨叔叔健康管理前后部分指标对比

指标	管理前	1个月后
体重(kg)	58.5	57.3
身体质量指数(kg/m²)	20.9	20.5
空腹血糖(mmol/L)	12.4↑	8.1↑
餐后血糖(mmol/L)	14↑	8~9

20 更年期后，大肚腩为什么容易反复出现？

陈阿姨的年纪不大，66岁。自从她55岁退休后，大肚腩就成为她的"心病"。

"原先，我一点也不胖。"陈阿姨说。年轻时，她体重只有42公斤。

"可能是因为遗传。"陈阿姨叹了口气，告诉我们，"这一点倒是有点像我母亲，她年轻时也很瘦，后面就慢慢胖起来了。我姐妹们后来也胖的。"

大肚腩的另一个原因，陈阿姨自己觉得是退休后多吃少动，一点点"吃"出来的。

陈阿姨喜欢吃甜食：冰激凌、饼干、蛋糕；还有就是杭嘉湖平原一带做的糯米类食品。"比如汤圆，以前我早上就喜欢吃的。"她说。

2012年退休时，1.63米的陈阿姨55公斤，身材还算可以。"退休后本身比上班时吃得好。而且，闲在家里没什么事情做，就喜欢一会儿吃点这个，过会儿再吃点那个。"陈阿姨说，"我还喜欢睡午觉，从下午1点睡到3点，有时会睡到4点。吃得多,动得少,况且还是下午基本睡在那儿,这是典型的营养过剩、脂肪堆积。慢慢地,人就像馒头一样'发酵'起来了。"

最胖时,陈阿姨的体重有 67.8 公斤。"熟悉的人看到我,都会说'再胖下去要更加不好看的'!"陈阿姨说。

因为胖,陈阿姨这些年逐渐有了一些慢病,比如轻度脂肪肝、血脂高、尿酸高。而且因为胖,她的膝关节也很不好。"总体来看,还很容易腿酸、乏力。"她这样告诉我们。

健康比什么都重要!

为此,她下定决心要通过健康管理来实现减肥、减重的目标:甜食、零食,禁食;米和面等主食,少吃;多吃蔬菜、水果和肉类;外加营养素补充。

刚开始,她的健康管理的效果不错。3 个月下来,体重已经减轻 5 公斤。"原先的双下巴很肥、很明显,现在我脖子细了很多,肚子也小了不少。"陈阿姨说。

陈阿姨的目标是要通过改变饮食习惯,让"吃"出来的生活方式病一样样消失;同时,体重减到 60 公斤以下。

目前,陈阿姨的体重在 62.1 公斤。"最近的效果不是很好,主要是嘴巴上管得不是很牢。"陈阿姨自我反省。

随之而来的,就是大肚腩反复。

女性更年期后大肚腩为何会一点点起来?前面我们也讲过了,女性进入更年期后,由于体内雌性激素分

> 泌减少、人体基础代谢降低，而摄入的食物并没有减少，于是能量过剩又没有运动消耗，最终都转化为脂肪储存了起来，使体内的脂肪组织增多，从而导致肥胖症的发生。这时，如果缺少运动，饮食没有节制的话，大肚腩很容易会起来。

陈阿姨自己也有切身体会，如果饮食控制得好，相对较好的体重指标就能持续下去。"如果出去玩几天，或者稍微不注意控制饮食几天，大肚腩就会明显凸起来。"

> 要想健康长寿，一定要遵循健康的法则。这个法则，有人称之为"五大法则"，那就是：戒烟限酒、平衡膳食、适量运动、心理平衡、充足睡眠。

在运动方面，陈阿姨目前的锻炼比较积极。除了晚上雷打不动的外出散步8000~9000步外，每天下午她都会坚持做半小时的五行操。"每次做操的时候，都会感觉肠道在蠕动，放屁不断。反正就是全身舒坦，这大概就是血脉流通吧。"陈阿姨表示。

至于她说的大肚腩会反复，可能跟她在饮食方面没有完全节制有关。比如她说出去玩几天，吃得多了，这就是饮食上还是不节制、不规律导致的。

在我们看来，这个"规律"，不是单单指的一日三餐是否准时，也包含饮食的总量，即单餐摄入总热量的控制。像陈阿姨这样，明显在"总热量"的控制上，还没有达到完全有规律。

要想健康长寿，生活就得有规律

这"规律"二字，千万不要小看。如果生活不规律，哪怕是年轻人，毛病同样会找上他们。

近日，我们在新闻中看到一个案例，说是一个23岁的小伙去医院体检，发现有胆囊结石。他很意外，说自己没有不良嗜好，吃饭也是遵循"少盐少油"的原则，怎么会得胆结石呢？结果，被医生一语道破："你平时是不是不怎么吃早饭？"小伙承认，确实如此。医生指出这很有可能是由不吃早饭引起的。

不吃早饭，为什么比较容易引起胆囊问题？

据医生分析，肝脏会不断分泌胆汁，然后运输到胆囊进行储存与浓缩。当我们进餐时，胆囊会将胆汁排入肠道参与食物的消化，经过一夜的存储，胆囊中的胆汁已经胀满。若不吃早餐，胆汁就无法排出。当胆汁浓缩到一定的程度时，就会出现结晶并附着在胆囊壁上，形成胆固醇结晶性质的胆囊息肉。如果胆固醇结晶体脱落后未排出体外，就会在胆囊中越滚越大，形成胆结石。

我们举的这个例子,看似与今天讲的"大肚腩"一点关系也没有。其实不然。

我们举的这个例子,其实讲的是"生活得有规律"。你看一日三餐,少吃一餐,就是破坏了生物钟的"规律",身体就起来"抗议"了,更何况年纪大了,在饮食控制上不节制。

任何事情,要想做得成功、圆满,都得持之以恒,方能久久为功。

陈阿姨健康管理前后部分指标对比

指标	管理前	管理后
体重(kg)	67.8	62.1
身体质量指数(kg/m²)	25.8↑	23.7
腰围(cm)	90↑	89
体脂率(%)	37.3	34.4
肌肉率(%)	57.5	60.4
脂肪重量(kg)	25.3	21.7
水分(%)	47.4	48.7
基础代谢(kcal)	1195.8	1148.1
蛋白质(%)	10.1	11.7

CHAPTER *3*

"营养革命",听听他们的故事

21 关于"高血压"的故事

最近接触到的2个案例,都与高血压有关。

81岁的谢伯伯有50多年的高血压史。"估计是由于家族遗传,我父母以前都有高血压。"谢伯伯说,"我自从30岁开始血压偏高,医生建议我吃降压药后,一直没有停过。"

2022年,他参加了健康管理,尝试着从饮食开始进行调整,目的是想尝试改变饮食结构后将血压稳定下来。实际上,他的饮食调整说穿了也很简单,就是控油、少盐、少吃精米面,多吃优质蛋白、蔬菜、水果和粗粮。

"我这个年纪,把握的一个原则就是,只要不觉得饿就行。"谢伯伯说。

40多天后,他发现自己的血压居然正常了。一个多星期后,血压还是正常的。"这是好现象!"谢伯伯说,"我就开始考虑是不是可以停药了?"

思虑再三,他觉得可以"胆大一回":不吃降压药试试。一试,血压还是正常的。"而后到现在,我都没有吃降压药,血压也是正常的。"谢伯伯表示,"当然,我从营养师那里学会的饮食管理方法一直坚持到现在。自从我的饮食结构得到调整后，一直坚持到现在。"

调整饮食结构，还让谢伯伯有了一个意想不到的收获——减重。他原先的体重在71公斤，后面瘦了一点，为65.5公斤。对此，他很满意："这样的健康管理，至少在我身上，效果是比较明显的。"

谢伯伯还有一点是始终坚持的，就是锻炼身体。他住在杭州庆春立交桥一带，虽然跟吴山有点小距离，但他坚持每天先骑电动车到吴山的山脚下，然后步行上吴山逛上一圈。"只要走得动，我每天要过来的，已经养成习惯了。"谢伯伯表示，"良好的习惯，就应该坚持。"

我们另外接触到的一个案例：58岁的陈哥。据陈哥介绍，他家和谢伯伯家一样，是有高血压家族遗传史的。但陈哥对此向来没有太在意，一是自己岁数还不大，二是觉得自己那么瘦，貌似高血压跟自己无关。

正是这样的不在意，导致陈哥在2020年1月出事了。他家住在山脚下，半山腰有个社区公园。以往每天，他都要坚持爬上山到公园里锻炼一会儿。那天，陈哥像往常一样，爬到半山腰的社区公园里锻炼时，没想到一下子就跌倒起不来了。"是高血压引起的突发脑出血。"陈哥家属介绍，"他自己走路也不会走了，还是几个邻居看到后抬下来的。"

脑出血还是给陈哥留下了后遗症：至今，他身体的左半侧总是会莫名其妙地出现疼痛。考虑到脑出血是因为高血压引起的，所以他也找到我们，希望在康复性运动之外通过饮食结构、生活方式的调整,让血压指标保持稳定。

陈哥告诉我们,现在他明白了:高血压与体重并没有直接关系,瘦子也可能有高血压。

> 据有关部门统计,近些年,高血压患者呈现年轻化的趋势。2012—2015年,我国18岁以上成人高血压的患病率为23.2%,患病人数总计达2.45亿人。也就是说,每4个成人中就有1人患高血压!30岁左右的高血压患者已经屡见不鲜。

医学上认为,还有一类人群是高血压患者的"后备军":高血压越线人群。

> 我们知道,高血压是指未使用降压药物的情况下,收缩压≥140mmHg和(或)舒张压≥90mmHg,而理想的血压是收缩压<120mmHg和舒张压<90mmHg。血压超过了理想血压,但是还未达到高血压的标准,这时的血压就已经越线了,被称为"高血压前值""正常高值血压"等。

到底哪些人群的血压容易越线呢?除了像谢伯伯、陈哥一样有家族遗传病史者之外,有高盐膳食、肥胖、过量饮酒、长期静坐、缺乏运动等高危因素的群体的血压都容易越线。

高盐膳食（吃得太咸）、过量饮酒等，从现代营养学的角度来讲，都属于不健康的饮食结构；长期静坐、缺乏运动，也是对健康不利的生活方式。所以，对照这些容易导致血压越线的高危因素，大家可以从"源头"找起，逐条改一改、纠一纠。比如在饮食上，避免高盐、高脂，避免大量饮用含钠饮料，注意隐性盐的摄入（如控制咸菜、腌制食品的摄入）；同时，还应戒烟限酒，适量运动，改善睡眠。在此基础上，学会自我调节情绪，尽量保持心情愉悦。

谢伯伯健康管理前后部分指标对比

指标	管理前	管理后
体重（kg）	73.75	64.8
血压（mmHg）	191/105↑	132/84

22 你随便，血糖也会"随便"

血糖"随便"吗？我们发现，如果你的生活方式有规律、健康，血糖其实挺"乖"的，就是乖乖地待在正常指标的范围内。

但如果你是糖尿病患者，且又不经心，在饮食控制上还是随便的，那血糖可能也会表现得"随便"起来：有时候上蹿下跳，有时候怎么也到不了正常的区域，就是超标。

所以，控制血糖，更多的还是在于抠饮食的细节——就是在"吃"上抠细节。

那天，我们在许阿姨那里做客户回访时，她便谈到了这一点。

许阿姨，78岁，属于病后血糖升高的那一类。

许阿姨的"病"，也有点特殊。8年前的一天，许阿姨坐公交车。那天人多，没有座位，许阿姨上车后只能站着。司机连续急刹车，导致许阿姨摔倒并昏迷。

"我在医院住了2个月，不仅发烧，还有血压升高、血糖升高等现象。"许阿姨说，"等到出院时，体温、血压都已回归正常,就是血糖指标依然是高的,我成了糖尿病患者。"

据许阿姨自己分析,她摔倒住院那会儿,因为"太在意"自己的身体了,躺在床上一动不敢动。结果到出院时,她沮丧地发现自己竟然不会走路了!

后来,孝顺的女儿把她接到北京住了4年。女儿家刚好住在798艺术区旁边,于是许阿姨就把798艺术区当作了"后花园",每天在那里走走逛逛,权当锻炼。

"每天逛逛,挺好的。"许阿姨说,"我的体能恢复了不少,走路也稳当多了。"

回过头来再说说血糖。许阿姨发现,她在北京坚持锻炼的那几年,将血糖指标控制得还算可以。后来回到杭州后经历了3年的新冠疫情,因为下楼锻炼少了些,血糖指标就有些反复,时好时坏。

"我觉得老是这样反复是不好的,就主动参加了健康管理,希望通过饮食调整来控制好血糖指标。"许阿姨说。

可在许阿姨的身上,血糖似乎总不太"听话",指标老是在8mmol/L左右,怎么也降不下去。"我自己分析了下,可能还是跟我在'吃'的细节上做得不到位有关。"许阿姨说。

她举了三个细节。

第一个细节:许阿姨的专属营养师送了她一个小秤,用于一日三餐食材的计量。"我很少认真执行过。称这样那样的食材,我真的嫌烦,每天就是毛估估的。"许阿姨说。

第二个细节:许阿姨家所在的社区里,食堂办得很好。每天中午,许阿姨和老伴都是下楼到食堂里吃中餐。她自己说："就食堂的菜，油稍微放得比家里多一点，有些菜里的含糖量也会偏高。"

第三个细节：许阿姨说的是板栗。每到板栗成熟的季节，她有个要好的同学总是会寄过来一大袋。"吃倒是不错的。考虑到自己有糖尿病，我只敢用清水煮着吃。可能因为板栗都是含淀粉的，只要稍微多吃几颗，血糖就很快升上去了。"许阿姨说，"我测过，少吃点，血糖就蛮好的。可是要把握这个精准的'度'，还是有点难！"

从许阿姨身上，我们也可以发现：对于糖尿病患者来说，只要你"随便"，血糖也就很有可能跟着"随便"了。

从"吃"这一点来说，就哪些食物升糖快，糖尿病患者真的有必要好好研究一番。

特别是有些含隐性盐、隐性油脂的食物，一个不小心，就会"中招"。

比如，在杭州临安一带，每到秋天，就是山核桃上市的季节。作为消闲果，山核桃深受杭州人乃至浙江人的喜欢。但是我们看到这么2个血糖升高的案例，都是跟山核桃吃多了有关的。

家住杭州城北的老周是有10年糖龄的老糖友了，平时保持着良好的饮食及运动习惯。控糖有道一直是老周在"糖友群"的骄傲。可2023年10月的一次常规检验却显示：空腹血糖指标到8mmol/L，餐后2小时血糖指标为12mmol/L，大大高于老周上次的检验结果。

几乎同一时期，诸暨70多岁的朱奶奶也因为血糖难以驾驭而十分苦恼。明明很控制饮食了，可近来空腹血糖指标总是不低于9mmol/L，餐后血糖指标也总是在10~11mmol/L。

刚巧，他俩就诊的是同一个医生。医生通过问诊得知，老周和朱奶奶平时都有较好的饮食习惯，为了控制血糖，对米面粉类的食物会控制量，但他们在那段时间都吃了相同的食物——山核桃，而且有时一吃就停不下来，太香了！

为此，接诊的医生善意提醒，山核桃仁的油脂和热量的含量非常高，富含大量的脂肪和蛋白质；从食物成分表上，可以看到其中的碳水化合物的含量也非常高。哪怕是低糖的山核桃仁，过量摄入，也会对血糖产生很大的影响。

> 当然，我们也不是说糖尿病患者绝对不能碰山核桃这样的坚果。而是告诉大家，食用山核桃也要适量，尽量食用原味，避免加工坚果中的添加盐造成健康危害；从吃的时间来说，最好放在两餐中间，以免引起血糖一下子升高。

为了健康，我们认认真真地在"吃"上抠细节，又何妨？

23 吃"对",真的蛮要紧的

你吃对了吗？

如果有人这么问,你也许会觉得好笑,甚至怀疑:这算什么问题?

现代社会,大家都解决了温饱,正走在追求美好未来的品质生活的路上,吃得"对"与"不对"还真算是个问题了——因为,它关乎我们的健康。

就拿江浙人喜欢的冬腌菜来说吧(当然,我们不赞成老年朋友多吃)。它是江浙一带餐桌上少不了的美味。可我们不知道的是,吃对了,它是美味;吃得不对,它就暗藏杀机,会要命。

2023年11月中旬的一天,一位"90后"小伙,就被一盘冬腌菜直接撂倒了。一盘咸菜下肚,小伙突然感到恶心、呕吐,还不停地冒冷汗,手指、嘴唇都发紫了,被确诊为急性亚硝酸盐中毒。

原来,小伙一家都很喜欢吃腌制的咸菜。这次,自家腌的咸菜腌了3天后就上餐桌食用了。一盘再平常不过的炒咸菜，怎么就把小伙撂倒了呢？

> 医生解释，很多人为了追求新腌泡菜的鲜嫩口感，喜欢提前拿出来吃。殊不知，新腌制的泡菜在腌制后3~7天里亚硝酸盐的含量将达到顶峰，大量食用极易引起中毒，严重的甚至会出现意识模糊、烦躁不安、昏迷、肝肾功能衰竭，甚至死亡。
>
> 那么，冬腌菜怎么吃才安全呢？首先，要注意时间点，咸菜内的亚硝酸盐的含量将在达到最高后逐渐下降，到20天后几乎消失。所以，最好等3周后再吃，同时要控制咸菜的食用量，不要连续吃，也不要一次大量吃。其次，热水对去除咸菜中的亚硝酸盐的效果明显，在炒菜之前，可以用热水反复清洗或煮一下；而维生素C对亚硝酸盐有解毒作用，饭后可多吃富含维生素C的水果。

当然，考虑到老年朋友的身体各方面的机能以及"三高"等常见的慢病，我们是不赞成大家多吃冬腌菜的——偶尔尝鲜是可以的，大量食用绝不可取。

同时，大家也要明白，我们举这个例子，还是为了说明餐桌上吃"对"，真的蛮要紧的。

在这点上，70岁的杜叔叔就有深刻的感受。

杜叔叔有一点值得我们大大称赞：他至今"三高"的指标

正常了,没有这不能吃、那不能吃的烦恼。"吃饭,到底怎么吃才健康?"他告诉我们,"我来参加健康管理,听了那么多的健康讲座,就是为了弄明白这个问题。"

我国地域辽阔,全国各地的气候条件、生态环境不同,会对人们的饮食习惯带来影响。所谓"一方水土养一方人",因地制宜、就地取材就很重要了。比如吃鸭子,我国南方岭南和两广地区讲究煲鸭子汤,到了长江一带就是盐水鸭、卤鸭,再往北到了北京是烤鸭。

还要提醒大家一点的是,不同地区的人们得适应不同的气候条件,所以在饮食上就会有所区别。比如一个生活在甘肃、内蒙古一带的人,饮食上还坚持江浙沪东南沿海一带的习惯,那是不对的。这,可能也是"入乡随俗"的一方面。

说回杜叔叔。杜叔叔在岗工作时是做国际贸易的。"每次业务来了,将国内产品出口到国外,我们的工作压力都很大。因为担心产品到了外国客户手上后,能否顺利回款,所以,每笔生意一直要到款项回笼了,我们才能放心。"杜叔叔告诉我们,"可能也是因为工作压力大,所以我的情绪一直紧绷,睡眠也不是很好,而且觉得很容易疲倦。"

退休后,杜叔叔情绪上放松,加上不重视饮食习惯和生活方式,人一下子就发福了,腰围也大了很多,体重从原来的63公斤飙到了75公斤。

"胖有胖的烦恼。对我来说,不仅原先的衣服都穿不下了,而且感觉到体力、动作都有受影响。比如简单地爬山,原先我可以一口气爬上去,现在刚爬到一半就已经气喘吁吁了。"杜叔叔说。

2023年8月,杜叔叔开始进行健康管理。通过学习,他意识到自己在生活方式的有些方面都是不科学的。

比如吃粥。原先他的习惯是,每天煮一锅粥,感觉米粥有助于老年人的肠胃消化。

比如吃肉。因为担心吃肉会发胖,而且觉得吃肉油腻,所以,尽量不吃肉。

比如炒菜放油。他以为尽量吃素为好,所以原先炒菜时,油要放得多。

"现在,我的这些习惯,都已经被纠正过来了。比如早饭为鸡蛋+牛奶+少许的粗粮或杂粮;比如每天吃肉,以补充蛋白质;比如少油。比如,我原先吃山药,嫌它太淡,喜欢往上涂番茄酱;现在我知道番茄酱里有糖、高盐,我就什么也不加,就原味吃了。比如,我原先一日三餐都吃得很多,喜欢吃得饱饱的;现在,我坚持吃个七八分饱就可以了。还有,我知道坚果对健康有好处,原先喜欢吃山核桃、碧根果以及榛子,一吃就一大堆,没有节制;后来,明白这几样坚果的含油脂量比较高,我吃的量也远远超标了,就改吃杏仁、纸皮核桃了,而且尽量做到适量。"杜叔叔说。

饮食习惯一改,生活方式一纠正,杜叔叔说不仅他的体重开始下降,就连精神也得到明显的好转:体力增加了,睡眠好了,脸色也红润了。"每天做事情,精力充沛了好多!"他感慨地说,"人生在世,健康是第一位的。身体健康了,品质生活就有保障。对于未来,我充满信心!"

24 免疫力强了，小毛病在消失

　　人体免疫力与基因遗传、生活习惯、患病情况和预防接种等都相关。基因遗传，属于先天因素，无法改变或难以改变；生活习惯等，则是后天影响，都是可以干预和调整的。

　　生活习惯，又包括运动、饮食习惯和生活方式等，针对不同的个体，可以进行个性化的干预和调整。

　　今天，我们要讲的案例，与生活习惯，即营养均衡和运动等有关。

　　老年朋友在提高免疫力时，加强营养是关键。因为免疫力与营养密切相关。而随着年龄的增长，老年朋友的消化功能减退，进食减少，部分营养成分不足甚至缺乏，以至容易发生营养不良，导致体重下降，进而引起免疫力下降、增加疾病的发生风险，给身体带来不适。

　　也有的老年朋友，可能因为长期节食、挑食、偏食等因素而导致营养失衡；加上长期久坐不动、不爱运动等原因，造成免疫力下降。临床上发现，生活中常见的失眠、口角炎、脸上长斑等现象，不少与免疫力有关。

> 68岁的乐阿姨，是我们的一个老客户。她有一个很多年没有根治的老毛病：口腔溃疡。"用过口腔溃疡散剂和维生素 B_2 等，都不见好转。"乐阿姨说，"虽说这是个小困扰，但很影响我的退休生活的质量和幸福指数。"

乐阿姨是退休医生，擅长中医针灸，也很好学。参与健康管理后，她不仅喜欢去听健康讲座，而且学以致用，把所学的知识与生活实践很好地结合了起来。

现在，我们分析乐阿姨的做法：均衡营养。每天摄入的蛋白质量和脂肪量、膳食纤维量、碳水化合物量、水分量以及矿物质量，她都根据食物配料表进行了换算。

同时，她在学习中得知"把饮食吃好，营养就够了"的观点，不足以解决现代人的营养失衡的问题。所以，我们往往需要使用营养补充剂来协助做到营养均衡，从而慢慢达到理想的健康状态。

"因为我们每天吃到12种以上的食物并不容易，特别是现代以小家庭为单位的情况下。不同的食物有不同的营养，食物种类太少就很难做到营养均衡；而且，研究表明，近半个世纪，食物中的营养素有大幅度的流失。再说，食物中特定的营养素含量，很多是有限的，比如苹果含维生素C才5毫克/100克左右，按照我们1天需要补充200毫克的维生素C含量来换算，大概需要20个苹果。"乐阿姨说，"不少人采用了营养补充剂的方法。"

在均衡营养的同时，乐阿姨也尝试了膳食营养补充剂（俗称"营养素"）。"说来也奇怪，以前天天折磨我的口腔溃疡，现在已基本痊愈。偶尔复发，也是7天左右就好了。这说明，我的免疫系统已得到大大增强。"

乐阿姨还悄悄地告诉我们，她还有一个意外收获：便秘状况得到了大大改善。"这是另外一个老毛病，从中学开始就有。目前虽然有较大的改善，但还没有完全解决。"乐阿姨表示，"但是我有信心！"

为此，她高兴得不得了。她说："人活一世，最开心的事情莫过于每天对生活充满信心！我们的生活充满阳光。"

她还表示，信心与阳光源自健康。"只有营养均衡了，人体细胞得到了它需要的营养，慢慢地，免疫力就上来了，身体才能发挥自身的修复能力和自愈能力。体质也就得到改善了，人才能得到真正的健康。"她说。

也许有的人会说，乐阿姨自己是医生，当然懂得多。这话虽然不假。但是俗话说"隔行如隔山"，乐阿姨是中医针灸医生，对于现代营养学，她原本在工作中还真"储备"得不多。

乐阿姨说她原先还有一种"职业病"——膝关节疲劳，严重的时候痛得蹲也蹲不下去。退休后，结合运动疗法，她先是做了2年多的五行操，每天早晚各1次。"每次做完操后，我都觉得全身血脉通畅。"她说，"后来我又打八段锦，通过呼吸练习，让肠胃得到锻炼。"

现在，乐阿姨说她的膝关节已经不痛了，蹲站自如。

"当然，合理膳食、补充营养素，外加每天锻炼，都讲究一个'坚持'。对于这样的约束，你带着'我要健康'的信念，就能坚持下来，总会有效果的。"她表示，"真是免疫力强了之后，小毛病都在消失。"

25 年轻人，为什么也在进行健康管理？

　　一个有趣的现象：我们刚开始做健康管理时，客户多为中老年朋友；后来逐渐有年轻人开始加入。这让我们意识到，现代社会的生活节奏加快，工作压力大，青年人也越来越注重身体健康了。

　　说实话，在主动前来参加健康管理的年轻人里，他们的生活方式或多或少总有不科学的地方；或者觉得自己有不健康的生活习惯，想要通过科学管理进行纠正。

　　因为大家都已经关注到，慢病多数是生活方式病，不管你有多年轻。就这样的案例，我们最近在新闻报道中也看到不少。

　　19岁的宁波男孩小东高170厘米，重95公斤。早几年，他就查出患有高血压和糖尿病，但仗着年轻、身体底子好，他一直没当回事。

　　"吃"是小东的一大乐趣。他长期吃外卖，重油、重脂、高糖的"重口味"是其心头爱。

"宅"是小东的另一大乐趣。他奉行"生命在于静止"，平时能坐着，绝不站着；能躺着，绝不坐着。暑假期间，由于天气炎热，更是整天"宅"在家里。

有一次，小东突然腹痛、腹泻、呕吐，他以为是肠胃炎。结果，他被诊断为高脂血症导致的急性重症胰腺炎，被医院送进了ICU，一住就是2周多。

医生说，像小东这种急性胰腺炎，就是属于"吃出来的毛病"。这类患者往往年纪轻、体重大，平时经常暴饮暴食，把饮料当水喝，很少运动，有基础疾病却不当回事。

> 我们还看到一个案例：30岁的小吴把可乐当水喝，结果不仅患上糖尿病，还差点发生脑梗。

小吴是宁波一家公司的白领。有一天，他突然觉得头晕，伴有左手麻木。刚开始，他没当回事，以为是没睡好，过会就好了。当天下午，小吴头晕得越来越厉害了，还犯恶心。在医院一查，却是脑梗。脑动脉造影发现，小吴颅内血管存在多发中重度狭窄。可以说，30岁的身体的血管比60岁老人的血管还要苍老。

怎么造成的？

住院期间，医生通过检查发现，小吴患有糖尿病，随机血糖指标高达22mmol/L，正常值应该在7.8mmol/L以下。小吴很惊讶："我是喜欢喝可乐，平时一般都把可乐当水喝。我想着自己瘦，喝可乐也没关系，没想到已经有糖尿病了。"

对于这种吃出来的毛病，预防的关键在于管住嘴。你看，我们平时常说的"管住嘴，迈开腿"，像小东、小吴这样的小伙子以为自己年轻，从来不当回事。对于重油、重脂的外卖以及高糖的碳酸饮料，在我们老年朋友看来都是敬而远之的东西，这两个小伙子却把它们当成了生活的日常品。为了这"不当回事"的结果，付出的代价是有点惨重的。

多年前有本营养科普畅销书——《你是你吃出来的》，作者是北京安贞医院原营养科主任夏萌。在这里，我们套用夏医生的说法，叫做："慢病是'生活方式病'，因而对于慢病患者来讲，从自己的生活方式中寻找病因，只有彻底改变不健康的生活方式，才是真正的'治本'。"

夏医生说这段话的意思再明白不过：得了慢病，那就顺着源头找，看你的饮食中是什么样的食物在作怪？控制好这个来源，临床现象就会得到明显地改变。

比如：尿酸指标偏高。其实，不一定是喝酒、吃海鲜，很多人是因为爱吃甜食，比如蛋糕、点心、饮料……过多摄入这样的甜食，会造成肝脏的新陈代谢异常从而导致尿酸高。怎么办？把爱吃甜食的这个习惯纠正一下，多喝水，下个月的化验就会有明显的好转。

所以，从改变不健康的生活方式着手，慢病是可以治愈的。

好在，现在也有不少的年轻人，对于健康管理比较注重了。这让我们感到欣慰。

> 28岁的小陈，在2023年上半年来找我们进行身材管理。小陈上大学时属于怎么吃也不胖的体型，那时她的体重才50公斤不到。"大概工作后没有管住嘴的缘故，还爱吃夜宵，渐渐地就营养过剩，整个人不可控制地胖了。"小陈说，"明眼可见的是，买衣服的尺码从S码一步步到了L码。"

最夸张的时候，她的体重达到了85公斤。"这太恐怖了！我还这么年轻，怎么可以胖成那样？"小陈说，自打有了这样的念头之后，她就下定决心：一定要减重。

按照营养师制定的个性化健康方案，她严格控制饮食。"自我反思，寻找源头，我就是前面几年吃得太多了、太油腻了！所以就得在'量'和'质'上进行调整，科学营养，合理膳食。有时碰到特别好吃的，也就吃两口，做到适可而止。"

2个多月后，她的体重下降了10公斤。这让她有信心了！她重新制定了一个目标：60公斤。

为了让自己更加健康，她还有意识地进行一些有氧运动，比如爬楼梯、做瑜伽、打羽毛球、快步走等。"微微出点汗，每天坚持！"小陈说，"我可以负责任地告诉大家，为了自己的健康，科学饮食是有必要的。"

26 注重细节，做自己健康的主人

很多老年朋友都有每天锻炼身体的习惯，走路、游泳、瑜伽、太极拳……每个人都有自己喜欢的方式。

就连锻炼时间的选择上，大家也都不一样。

有的人喜欢早起锻炼。因为他们觉得清晨出门，动动胳膊，动动腿，外加扭扭腰，能让人快速清醒、全身舒爽，并且能在一天内充满活力。

有的人喜欢晚上锻炼。这部分人支持的是这样的说法：晚锻炼可以促进代谢、促进睡眠，缓解一天下来的紧张、烦恼与压力。并且，晚上锻炼还可以消耗掉白天摄入的多余热量，有助于保持身材。

锻炼身体，到底是早上好还是晚上好呢？从我们多年来接触到的案例来看，具体的锻炼时间其实取决于老年朋友个人的喜好，没有必要人云亦云，也没有必要千篇一律。总而言之，关键还在于坚持。锻炼身体就跟做

事一样，唯有长期坚持，才能起到锻炼的效果；虽说动则有益，但如果三天打鱼，两天晒网，那效果就大打折扣了。

有时，生活中一些不经意间发现的细节，也许反而是影响我们健康的重要因素。

比如，最近，我们碰到杜阿姨，聊起早锻炼。她说自己不能在早上锻炼身体。我们问她："这是您多年来养成的习惯吗？"她说，不是，起因是她多年来的高血压。

杜阿姨家是有高血压家族遗传史的。"我20多岁时，基础血压就有点高。比方说我年轻时伏案写文章，有时时间一久或者用脑过度，就会出现头晕——这时，血压一量，往往是有点高的。"杜阿姨说，"年轻时还好，自我调整，调节饮食，调节作息，还能不吃降压药。"

50岁那年，杜阿姨因父亲去世陷入悲伤，一段时间下来，血压上去后就再也没有下来。这让她彻底吃上了降压药，算起来已有20多年。

杜阿姨也有锻炼身体的习惯，至今还坚持每天走路6000多步。"或者做操。哪怕坐在沙发上看电视的时候，也要勾勾脚、伸伸筋。"杜阿姨说，"生命在于运动！"

一天中到底哪个时间段锻炼为佳？针对这个问题，她也产生过疑问。后来随着年纪渐长，有个医生朋友建议她去做24小时血压动态图监测。"医生说，通过仪器精确测量一下你一天中到底哪个时间段的血压最高。这个血压最高的时间段，就是锻炼身体最应该避开的。"

杜阿姨真去"背过24小时血压动态"仪器。结果发现，她的血压最高值出现在每天凌晨4时到6时，最高的时候会冲到168/105mmHg。也是从那时起，杜阿姨听从医生的建议，把早起锻炼的习惯给改了。

俗话说，细节决定成败。人到老年，关注养生的我们应该最清楚自己的身体状况。在健康方面，一旦哪里出现不舒服或不对劲，自己一定是最先感受到"身体信号"的那个人。就连去医院看病，医生也是一上来就问："你是哪里不舒服？"

我们的身体，一旦发出信号或者某些从来没有过的症状细节，必须引起高度重视。如果没有当机立断及时处理，就容易朝着不可控的方向发展。

举个例子。杭州南肖埠的严叔叔是太极拳爱好者，向来有早起打太极拳的习惯。因家族遗传，严叔叔也有糖尿病，因而对心血管疾病影响颇有研究。

10年前那会儿，严叔叔才60多岁。某个秋天的早晨，他照样在河边早锻炼打太极拳时，突感左侧下肢一阵麻木无力。他想起这可能是脑卒中（俗称"中风"）的前兆，立马回家收拾衣物来到医院。护士看到了，奇怪地问他："健健康康的，你来干什么？""我来申请住院治疗，有可能是有脑卒中。"他回答。

而后，他把自己感受到的症状一说，护士立马认真起来，帮他加了个号做检查。一圈检查下来，就安排他住院，并且一脸严肃地告诉他："幸亏你对此重视，来院治疗及时。假若再拖个两三天的话，一旦脑卒中发作，后果不堪设想。"

严叔叔后来也说，人到中年之后，就得多"长根筋"，多关注自己身体发出的各种信号。"关注细节，才能做自己健康的主人！"

据严叔叔介绍，此前他看到过一个数据，说是我国每年新增的脑卒中患者就有300万~400万人，且呈现发病逐渐年轻化的势头。

> 考虑到自己有"三高"，所以他对脑卒中的前兆"信号"尤其关注。"如果出现了突发口齿不清、偏侧肢体麻木无力、剧烈头痛、持续性头晕、视物模糊等情况，需要提高警惕，及时就医。"他提醒。

健康的"细节"，还表现在饮食上。3年新冠疫情下来，老年朋友基本有了一个概念：平时要多补充蛋白质，每天至少1个鸡蛋。可对于鸡蛋怎么吃才健康，有的老年朋友还是一知半解，不甚了了。

鸡蛋到底怎么吃才健康？考虑到鸡蛋含有丰富的蛋白质、维生素和矿物质等，有的老年朋友习惯每天早上来1个白煮蛋。

　　鸡蛋煮着吃或者蒸着吃是最健康的。白水煮鸡蛋和蒸鸡蛋的蛋白质消化率可以高达百分之九十九点多，是最健康的吃法。煎蛋、炸蛋、炒蛋等的蛋白质消化率可以达到百分之九十以上，也是不错的选择，但是不可避免地要用到油，对于有高血压的老年朋友来说，不如蒸着吃或煮着吃好。

27 生活中有些事，为什么还得"有意而为之"？

70岁的张叔叔身体硬朗，其开车技术也不错。上周，他和另外一个朋友各自开了一辆车，开开心心玩了好几天。

"我们早上8点从杭州出来，一路开到湖州安吉，中间也不停歇。"张叔叔表示，"人到老年，身体好，生活质量就有保证！"

张叔叔是警察出身，至今没有"三高"（高血糖、高血压、高血脂）。他说："自己是身体健康的第一责任人，健康科学的生活方式，很重要。这是我始终把握的一个原则！"

再细聊，我们发现：生活规律加"节制"，是他保持身体健康的一个法宝。

怎么个"节制"法？

举个例子。张叔叔退休前，在单位里负责过接待工作。公安系统里，来自全国各地的学习、交流还是蛮多的。"我做接待工作时，喝酒、吃饭，都是非常克制的。

以身体健康、养生为目的,绝不暴饮暴食、大吃大喝。"张叔叔说,"你想想看,我们男同志60岁退休后,还可以健健康康地活到八九十岁。这退休后二三十年的大好时光,如果因为工作时身体出了毛病而提前消耗掉,那就太可惜!"

所以,在张叔叔看来,生活中有些事还得"有意而为之",比如控制饮食,也就是时刻注意养成健康科学的饮食习惯和生活方式。

"我也是不断在学习,不停地摸索着前进的。"张叔叔说。

第一,是全方位学习,找到适合自己的健康养生方面的知识。"我们这代人,大多从'一穷二白'走过来,原先是解决吃饱的问题,现在得学习科学的养生知识。这方面的知识,我们以前普遍缺乏,所以得全方位地学习。"张叔叔说。

在学习的渠道上,张叔叔说现在的信息传播这么发达,他要么打开电视收看一些中医养生方面的知识,要么就到网上去寻找,或者去听听来源可靠的健康讲座。"退休生活里,我们唯一的追求,就是健康长寿。"张叔叔还表示,"这样的学习也得有所选择,即努力学习,然后找到适合自己健康状况的科学知识。而且,多学习,还可以锻炼自己的记忆力,预防大脑退化。"

> 第二,是管理好时间,有的放矢进行锻炼。张叔叔
> 觉得,锻炼的方式各种各样,每个老年朋友要做的,就是
> 找到适应自己的体力状况并且喜欢的锻炼方式。

张叔叔选择走路。目前,他每天雷打不动要走30~45分钟,平均下来每天约10000步。"不同的季节里,我出门锻炼的时间也要做调整的。比如夏天太热,我一般在晚饭后出去锻炼。春秋季时,我基本是上午9点左右出发。"张叔叔说,"有时,就到附近的钱塘江边逛上一圈;有时,如果要到超市去采购,我就故意不坐车,也不骑车,走路到超市,完成购物后再走路拎回来,差不多能完成当天的锻炼任务。"

在走路这点上,张叔叔还非常有意识地随时随地调整。比如当天他要到一个较远的地方去拜访老朋友,他一般先选择坐地铁或者公交车,离目的地还有一段路时提早就下车,为的就是走路,活络筋骨。

有时,他也会选择骑共享单车,锻炼自己的反应能力。"哪怕是出远门旅游,我也会坚持锻炼。只要方向正确,就得有意志力,坚持再坚持,才会真正达到理想的效果。再者,还得及时'踩刹车',不然一番辛苦与努力就会白费!"张叔叔说。

> 第三，是饮食方面的调控。他说："只要是对身体有益的、对健康有帮助的、对生活有好处的，我都愿意尝试。有了健康的身体，一切都好办。"

他所谓的"调控"，还是指饮食要有节制。"再好的东西，吃得过多就有害。"他说，有一阵子他的体重超标了，达到了破天荒的79公斤。他一番分析后，果断采取措施，主动向营养师请教，学习健康知识。没过多久，体重就重回70公斤左右。

"现在，我学会了健康饮食和自我管理。身体各方面都还不错，这就是我看到的成效。"张叔叔说，"我对未来充满信心！"

由张叔叔的心得，我们也想到了网络上的一个"心灵之问"：当你70岁、80岁，甚至年纪更大的时候，你希望自己是什么样子的？

再给大家讲个真实的故事吧。2023年，杭州有个"时尚旗袍奶奶团"火爆出圈了。我们仔细看了下，"旗袍奶奶团"的主要成员都是年龄70岁以上的银发阿姨。她们有的是"朗诵担当"，有的是"声乐担当"，有的是"事业担当"，可她们现在有个共同的兴趣爱好，就是参加模特队，唱歌，朗诵，走猫步。

阳光下，她们赏秋、漫步、看书、喝茶。戴上墨镜，英姿飒爽；围炉煮茶，格外优雅。赏心悦目的画面，展示的是另一种老年生活的范本：从容，自信，时髦，精致，潇洒。网友们纷纷感叹,奶奶们的气质绝了!

从这些"旗袍奶奶"的身上,我们最佩服的是她们退休生活中的学习能力和积极向上的心态。她们的模特队,也属于"有意而为之"。因共同的兴趣爱好,她们走到了一起,把自己的一些特长奉献出来,有的指导朗诵,有的指导声乐,有的指导走猫步,有的甚至指导理财……根据兴趣爱好,她们找到了老年生活的乐事。

另外,我们还从她们依然"苗条"的身材中找到了"吃"的秘诀:自我管控。从一个细节上,我们可窥见一斑:到了中午吃午饭的时候,"朗诵担当"的阿姨的餐盘上荤素搭配、少油少盐、蛋白质丰富、碳水化合物适当,说是要保持身材,还想更苗条地和大家一块穿旗袍。

张叔叔健康管理前后部分指标对比

指标	管理前	1个月后
体脂率(%)	26.2	25.2
内脏脂肪(kg)	10.8↑	10.3
肌肉(kg)	51.4	52.3
血压(mmHg)	134/87	119/68

参考文献

［1］杨月欣,葛可佑.中国营养科学全书.2版.北京:人民卫生
　　出版社,2019.

［2］杨月欣.中国食物成分表标准版.6版.北京:北京大学医
　　学出版社,2019.

［3］中国营养学会.中国居民膳食营养素参考摄入量(2013
　　版).北京:科学出版社,2014.

［4］《中国高血压防治指南》修订委员会.中国高血压防治指
　　南.北京:中国医药科技出版社,2018.

［5］李雯,马方,蒋益民,等.颈动脉斑块与全因死亡及心脑血
　　管事件的关系.中华心血管病杂志,2017,45(12):1086-
　　1090.

［6］高竟生,桑大森,李云,等.心血管健康行为和因素对颈动
　　脉斑块检出率的影响.中华心血管病杂志,2012,40(11):
　　958-962.

［7］American College of Cardiology."Keto-like"diet may be linked
　　to higher risk of heart disease,cardiac events.［2024-05-16］.
　　https://www.acc.org/About-ACC/Press-Releases/2023/03/05/15/

07/Keto-Like-Diet-May-Be-Linked-to-Higher-Risk.

[8]ATTILI A F,SCAFATO E,MARCHIOLI R,et al. Diet and gallstones in Italy:the cross-sectional micol results. Hepatology, 1998,27(6):1492-1498.

[9]GROOT M,CRICK K A,LONG M,et al. Lifetime duration of depressive disorders in patients with type 2 diabetes.Diabetes Care,2016,39(12):2174-2181.

[10]KATON W J,LIN E H,VON KORFF M,et al. Collaborative care for patients with depression and chronic illnesses. N Engl J Med,2010,363(27):2611-2620.

[11]PAK M , LINDSETH G. Risk factors for cholelithiasis. Gastroenterology Nursing,2016,39(4):297-309.

[12]SEIDELMANN S B,CLAGGETT B,CHENG S,et al.Dietary carbohydrate intake and mortality:a prospective cohort study and meta-analysis. Lancet,2018,3:e419-e428.

[13]SICHIERI R,EVERHART J E,ROTH H. A prospective study of hospitalization with gallstone disease among women:role of dietary factors,fasting period,and dieting. American Journal of Public Health,1991,81(7):880-884.

[14]WANG Y,HONGWEI X U. Risk factors of cholelithiasis in China: a meta-analysis. Chinese Journal of Hepatobiliary Surgery,2016,22(6):386-390.

后　记

近30个生动的案例，多角度阐述营养在慢病管理中的科学与艺术。从炎夏谋划到寒冬，再到第二年春天，历经半年多的采访、交流与多遍碰撞、修改，甚至请部分用户先行阅读提出意见与建议。今天，这本倾注了团队无数心血的书稿终于付梓了。

这于我们，既是成果的展示，也是一次对团队的磨炼与提升，更像是一种告慰：终于可以把团队在健康管理中多年积累的一些经验也好，心得也罢，展示给公众知晓。

我们展示的，既是澄清一些误区，也是告诉大家一些道理：大部分的慢病，是由不健康的生活方式或生活习惯造成的，也是可以痊愈的。

所以，我们在表述中更多采用设问的方式，即把一些误区先提出来，再通过真实的案例进行梳理并回答。从这个意义上说，这些被他人摸索出来的经验具有借鉴意义。而这，也是当初提出写作这本书稿的初心和出发点。

经过10多年的发展，山屿海集团以健康享老需求为核心，立足长三角区域，已连续8年入选"浙商全国500强"。我认识并熟悉山屿海集团CEO侯欢也有10多年了，一路见证了他们围绕"健康享老生活创造者"的定位，积极构建起多层次的康养服务体系、全周期的健康管理体系、多样化的社交学习体系、全领域的数智生态体系等，切实增强乐龄人的获得感、幸福感。

山屿海是一个医养旅一站式服务平台，他们开发的产品与服务源于乐龄人的生活实践，故而一直蛮受欢迎的。

我刚认识山屿海集团时，他们那会儿开发的是快乐旅居产品，慢慢熟悉了山屿海的海南文昌基地、安吉鄣吴基地、山东威海基地……后来，他们在服务中慢慢关注到乐龄人比较普遍的慢病，也是围绕"健康的身体"和"快乐的生活"两大幸福元素，他们渐渐尝试着为乐龄人提供更好的健康服务产品——健康管理。再后来，随着参与健康管理的乐龄队伍越来越大，他们发现有不少案例具有重叠性，于是萌生了编写这么一本书稿的初衷。

从疾病治疗向健康管理转变，我们是先知先觉者，与我们同行的乐龄人是先行先试者。我们要感谢这批可爱的乐龄人，在本书写作的过程中，你们乐于把自己的经验拿出来分享，这就给书稿奠定了"四梁八柱"，真实性有了，可读性也有了。

我们的想法其实很简单，也很纯粹，就是把这些经验记录下来并分享给大家，希望大家看了之后能有所收获，或者在日常生活的健康管理的过程中少走一点弯路——这于我们，便是大功一件。

这样的大功,少不了山屿海杭州管理团队里的两位人物:田龙和胡佟,对这件事情的大力支持。10年前,我认识他们的时候,他们还是年轻人。这一路,山屿海的家人们说起他们都是有口皆碑。这一路,我也见证了他们的努力与成长。写作此书,他们从一开始到最终成稿,都提供了不少有益的建议。我要感谢他们。

我也要感谢山屿海健康的营养师团队,特别是丁玉涵、卢敏、於金金、赵祎楠等。她们对乐龄人的贴心把关、细致了解、专业服务以及给出的个性化方案,给予我们写作此书的最大的勇气和底气。她们都是女将,年轻、有朝气,对待工作极其努力且认真。我尚且记得,2023年那个仲夏,我们在杭州一起到叔叔阿姨们家里登门入户,挨个儿听他们分享经验。这样的合作,让本书有了非常随和的沉浸式体验,非常难得。

我还要感谢先行阅读过此书的医学专家,他们中既有全国三甲医院的营养科的权威人物,也有全国名中医。他们提出的中肯意见,让我们看到自己成长的空间。

特别是我的浙江同乡周超凡老师,我在本书成稿过程中多次至北京积水潭周老师家中登门请教,周老师都不厌其烦、耐心细致地给予指点、解答。周超凡老师已87岁,他既精通中医医理,也精通中药药理,历任多届国家领导人的保健医师,更是中国中医科学院中医基础理论研究所的招牌。每次与周超凡老师交流,于我都是受益匪浅。

还有浙江大学营养与食品安全研究所原副所长冯磊老

师。他是正儿八经的营养学专家。龙年春节前，当我们提请他给本书作序时，他慨然应允，也给予我们极大的支持。

掩卷沉思，所有给予过我们帮助的你们，一个个形象是如此亲切生动，可亲可敬，恕我在这里不一一列出名字了。能够认识你们，交上朋友，倾心相诉，于我们便是人生路上结下的最大的善缘。

感谢诸位与我们一起走过这一程，是为后记。

沈爱群

2024年3月